静脉采血最佳护理实践

JINGMAI CAIXUE ZUIJIA HULI SHIJIAN

主　编　赵　菁　北京中日友好医院
　　　　潘柏申　复旦大学附属中山医院
编　委（按姓氏拼音排序，排名不分先后）
　　陈惠超　广东省中医院
　　陈黎明　浙江大学附属第一医院
　　程远娟　吉林大学第二医院
　　郭彩霞　吉林大学中日联谊医院
　　胡雪慧　第四军医大学第一附属医院（西京医院）
　　李　贤　河北省人民医院
　　李燕君　华中科技大学同济医学院附属协和医院
　　刘玉芬　北京中日友好医院
　　马越云　第四军医大学第一附属医院（西京医院）
　　邵乐文　浙江大学附属第一医院
　　宋锦平　四川大学华西医院
　　唐　英　新疆维吾尔自治区人民医院
　　王爱平　中国医科大学附属第一医院
　　王蓓丽　复旦大学附属中山医院
　　魏丽丽　青岛大学附属医院
　　徐绍萍　第三军医大学西南医院
　　张国娟　中山大学附属第一医院

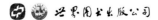

世界图书出版公司

西安　北京　广州　上海

图书在版编目(CIP)数据

静脉采血最佳护理实践/赵菁,潘柏申主编. —西安:
世界图书出版西安有限公司,2017.8(2018.6重印)
ISBN 978 - 7 - 5192 - 2384 - 7

Ⅰ.①静… Ⅱ.①赵…②潘… Ⅲ.①静脉—血液
检查—护理—手册 Ⅳ.①R473.1 -62②R446.11 -62

中国版本图书馆 CIP 数据核字(2017)第 043060 号

书　　名	**静脉采血最佳护理实践**	
	Jingmai caixue zuijia huli shijian	
主　　编	赵　菁　潘柏申	
责任编辑	王梦华　张　丹	
出版发行	世界图书出版西安有限公司	
地　　址	西安市北大街85号	
邮　　编	710003	
电　　话	029 -87214941　87233647(市场营销部)	
	029 -87234767(总编室)	
网　　址	http://www.wpcxa.com	
邮　　箱	xast@ wpcxa.com	
经　　销	新华书店	
印　　刷	陕西金和印务有限公司	
开　　本	32 开	
印　　张	3	
字　　数	40 千字	
版　　次	2017 年 8 月第 1 版　2018 年 6 月第 2 次印刷	
国际书号	ISBN 978 -7 -5192 -2384 -7	
定　　价	68.00 元	

☆如有印装错误,请寄回本公司更换☆

序

从初生的婴儿，到暮年的老者，几乎每位病人在医院的诊疗过程都离不开实验室检查，它是科学诊断、治疗的必经之路。 静脉采血作为临床最常用、最基础的护理技术操作，它的科学性、规范化与优化度，决定着临床血液检验结果的准确性，以及病人的就医感受与护理工作的效率。

2015 年夏天，一场汇集国内近 20 家三甲医院护理精英的全国静脉采血大赛，让裁判专家们从选手们各自不同的操作流程中感受到了这看似简单却标准多样的护理操作现状。 而随后涉及全国多个省份三甲医院超过 5000 份的临床静脉采血习惯调查结果，更是提示临床医护人员对静脉采血知识与方法的认知存在着各种误区。 采血操作的随意性、因采血导致的医患纠纷以及静脉采血相关的针刺伤发生率都表明建立并推广静脉采血最佳护理实践共识的必要性与紧迫性。

2015 年底，在 BD 公司的支持下，由中日友好医院牵头，正式成立了由四川、浙江、陕西、辽宁等地的 16 家国内知名三甲医院护理专家组成的静脉采血最佳护理实践共识协作组。 数十位临床护理专家通过对现有国内各医院静脉采血 SOP 的论证分析以及对欧美、日本、世界卫生组织静脉采血指南相关文献证据的循证护理研究，最终形成了《静脉采血最佳护理实践共识》。

为了让护理同仁们能够正确理解并使用《静脉采血最佳护理实践共识》，并能将其更好地推广应用，协作组专家特别撰写了这本《静脉采血最佳护理实践》。 该书面向医学、护理专业学生以及临床医护人员，内容涉及静脉采血的概念、静脉血管的解剖、对静脉采血最佳护理实践的共识、静脉采血器具的选择、静脉采血并发症及预防、药物因素对静脉血检验结果的影响等贴近临床并且实用性较强的内容。

期望该书不仅能够提高医护人员静脉采血操作的科学性，改善患者的采血感受，更能优化医务人员静脉采血操作，提高医护人员对静脉采血规范操作的专业认知和实践水平，保障静脉血标本的质量与检验准确率，为患者提供更为优质的医疗服务。

此外，通过《静脉采血最佳护理实践共识》的制定与《静脉采血最佳护理实践》书籍的撰写，促进医务人员提高对临床护理技术操作标准以及对规范的重新审视与反思的意识。借鉴国外成熟的护理技术操作最佳实践的指南与护理循证研究的结果，采取科学的方法，形成我们自己的优化的静脉采血护理实践标准。

再次对 BD 公司在此次《静脉采血最佳护理实践共识》的制定与《静脉采血最佳护理实践》书籍撰写中给予的支持，以及对各位参与共识制定与书籍撰写工作的专家们表示衷心的感谢，期待下一次的合作。

2017.5.25

序

　　静脉采血是临床医护人员必须掌握的基本技能之一。静脉血液标本检验可为诊断疾病提供依据,帮助医生了解患者的病情变化,及时科学地调整治疗方案。静脉采血操作规范与否直接关系到血液标本的质量、检验结果的可靠性以及患者对医疗服务的评价。

　　检验结果的准确性是衡量临床检验工作质量的重要标志之一,其中标本分析前环节的质量监控对于整个检验过程尤为关键。采血实践的"标准化"在不同国家之间尚存在很大的差别。美国临床实验室标准化协会(Clinical and Laboratory Standards Institute, CLSI)曾发布实验室检验的一系列标准,为标本分析前、分析中及分析后的规范化操作提供了指导和依据。而在国内尚缺乏类似的规范化采血标准。2012年,中华医学会检验医学分会主译了巴西临床病理学/检验医学学会的《静脉采血指南》,系统介绍了静脉采血过程中的规范操作及注意事项,描述了不同采血方法和不同血液标本采集的操作流程,并对血液标本采集的影响因素等进行详细说明。在此基础上,对静脉采血相关的一系列问题进行了充分探讨,包括采血部位和器具的选择,采血的最佳操作实践,采血过程中的安全防护,静脉血的质量管理以及药物对检验结果的影响等。我们编写该指南的目的在于制定符合中国国情,服务于中国特色医疗的采血操作规范,为临床一线的护理工作者、检验医技人员及其他医护人员提供参考。

　　在高度信息化的当今社会,病人、检验及护理等医技人员的高度流通、全球信息的沟通与更新对检验工作带来了新的挑战。随着循证医学证据的不断积累,近年来全球检验医学界提出了"一致性"的新概念,检验结果的"一致性"成为检验医学质量的重要组成部分。近年来,欧洲临床化学与实验医学联盟(European Federation of Clinical Chemistry and Laboratory Medicine, EFLM)联合40各成员国共同组建了检验全过程一致性工作组和分析前阶段工作组,对欧洲国家一致性活动进行了调研和总结，并在阿姆斯特丹会议上对 2017 年工作目标进行了展望，其中对于发表静脉采血的共识文件成为保证"一致性"的重要目标。 美国临床化学会（American Association for Clinical Chemistry，AACC）也于 2010 年组织了国际会议，来自全球 12 各国家的 90 名与会者，为临床检验结果的一致性制定了更为详细的目标，协调各组织团体的工作也成为"一致性"目标之一。

我国在检验标准化和一致性方面与国外尚存在一定的差距，本指南是具有丰富检验与护理经验的各领域专家智慧的结晶。 期待本指南的推出能缩小国内外这一差距，促进国内静脉采血工作的规范化，提高采血质量，增强一线采血人员的安全保护意识，为中国的健康事业尽一份绵薄之力！

2016.12.25 夜

目　录

第1章
静脉采血的概念

血液检验是判断人体各种功能状态及异常变化的重要手段，是临床最常用的实验室检查项目。 血液检验结果不仅可以反映出人体血液系统本身的疾病，更是做出临床诊断、了解疾病进展、进行疾病治疗的重要依据。 而正确采集血液样本是获得准确、可靠检验结果的关键。

在根据医嘱进行血标本的采集之前，医护人员应依照检验要求选择采血种类、采血方法，采血量及适用抗凝剂。 临床常见的采血类别分为静脉采血、动脉采血。

一、静脉采血的定义

静脉采血是将穿刺针插入患者静脉血管，抽取适量静脉血液用于化验检查的操作。 静脉采血主要用于实验室检查，协助疾病的诊断与治疗，是一种实施了数个世纪的医疗护理技术，目前仍然是最常用的侵入性医疗护理操作之一。

二、静脉采血的目的

1. 为患者采集、留取静脉血液标本。
2. 为医生诊断疾病提供依据。
3. 帮助医生了解患者的病情变化。
4. 协助医生观察治疗的效果。
5. 为医生调整治疗方案提供依据。

三、静脉采血的部位

临床常用于静脉采血的血管主要包括：

1. 浅静脉：上肢的肘部浅静脉（贵要静脉、肘正中静脉、头静脉）、腕部及手背静脉；下肢的大隐静脉、小隐静脉及足背静脉。

2. 深静脉：主要是颈外静脉与股静脉，多用于婴幼儿的静脉采血。

四、静脉血标本的种类

静脉血标本分类，主要分为三种：全血标本、血清或血浆标本、血培养标本。

1. 全血标本

全血标本用于血常规检查、红细胞沉降率（血沉）和测定血液某种物质的含量等。

2. 血清或血浆标本

血清或血浆标本用于测定血清酶、脂类、电解质、肝功能等。

3. 血培养标本

血培养标本用于查找血液中的致病菌。

五、静脉采血的方法

1. 注射器采血法

注射器采血法是根据患者检验所需的静脉血量选择不同规格的注射器穿刺静脉血管采集静脉血标本的方法，是一种传统的经典采血方法，可用于浅静脉与深静脉的采血。

2. 真空采血法

真空采血法又称负压采血法，主要原理是静脉穿刺成功后将有真空度的采血管连接针头、针筒组成全封闭的真空采血系统，实现自动定量采血。真空采血装置分为笔式、分体式两种，是目前临床广泛使用的静脉采血方法，可用于浅静脉与深静脉的采血。

3. 末梢采血法

末梢采血法又称毛细血管采血法，是通过针刺体表末梢采集血标本的方法。通常选择的采血部位是耳垂或手指。世界卫生组织（WHO）推荐采集左手无名指端内侧血液，婴幼儿可采集大踇趾或足跟内外侧缘血液，严重烧伤患者可选择皮肤完整处采血。 目前临床常用于婴幼儿等特殊患者和部分检验项目。

六、静脉采血的方法学评价

1.注射器采血法

注射器采血法的成本较低，所需物品简单。 但操作的环节相对较多，在将采集的血液注入试管和丢弃注射器过程中容易造成血液污染。

2.真空采血法

真空采血法操作相对简单，血液标本的采集、保存和运送均处于封闭状态，不需要标本在注射器和采血管间的转移，可以有效保护血液有形成分，防止标本溶血和院内感染的发生，但成本相对较贵。

3.末梢采血法

末梢采血法操作简便、快速，成本较低，但采集的血标本容易出现溶血、凝血和混入组织液的情况，而且由于局部皮肤揉擦、针刺深度不一、个体皮肤厚度差异等因素都可能会对检验结果造成影响。

参考文献

[1] 程红缨,杨燕妮.基础护理技术操作教程.2 版.北京:人民卫生出版社,2016.

[2] 黄琼,陈小菊.临床基本治疗与护理技术.1 版.北京:西南交通大学出版社,2015.

[3] 杨惠花,眭文洁.临床护理技术操作流程与规范. 1 版.北京:清华大学出版社,2016.

[4] 世界卫生组织.世界卫生组织采血指南:静脉采血的最佳操作,2010.

[5] Soderberg J,Brulin C,Grankvist K,et al. Preanalytical errors in primary healthcare:a questionnaire study of information search procedures,test request management and test tube labelling. Clin Chem Lab Med,2009,47(2):195 – 201.

第 2 章
静脉采血器具的选择

　　静脉血是临床最常用的检验标本，抽取静脉血进行临床检验是最常用的疾病诊疗手段之一。 用于静脉采血器具的种类也伴随着医疗护理技术以及医疗卫生材料的进步得到不断丰富发展。

　　从末梢采血的三棱针到安全型的静脉采血针，选择静脉采血器具在保证静脉血标本的质量、操作的便捷高效、操作者的安全和对环境的保护上发挥着重要的作用。

一、静脉采血器具的分类

　　1.普通注射器
　　2.真空静脉采血针
　　（1）笔式真空采血针。
　　（2）分体式真空采血针（蝶翼针）。
　　3.安全型静脉采血针
　　（1）安全型锁扣式采血针。
　　（2）安全型蝶翼针。

二、采血器具的选择原则

　　1. 一般人群：注射器、笔式真空采血针[3]。
　　2. 特殊人群：儿童和难采病人建议选择分体式真空采血针（蝶翼针）。
　　3. 感染风险人群：安全型静脉采血针。

三、常用采血器具的结构特点

1.笔式真空采血针(图2.1)

笔式真空采血针的结构是贯通的针管,其两端都有锋利的刃口;针管中下段固定在针座上,前端称为静脉穿刺针,后端称为集血针,集血针表面有阻血套,针管两端有保护套管。 在临床上,通常和持针器、一次性采血管一起配合使用采血。

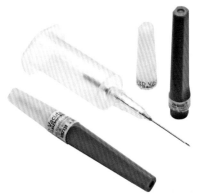

图2.1　笔式真空采血针

使用时,将采血针旋转固定在持针器外筒前端,静脉穿刺成功后将真空采血管插入持针器后端空腔,使集血针后端刃口穿过阻血套并贯穿刺入真空管胶塞,在负压作用下,将血液抽入采血管内;采血完毕,拔出静脉穿刺针,局部止血,将采血针连同持针器丢弃于废物盒中。

2.分体式真空采血针（蝶翼针）

分体式真空采血针（蝶翼针）的结构是在静脉输液针的软管尾端针座上连接一只集血针构成,是临床较普遍使用的采血器具。 目前已逐步代替了传统的注射器采血方式(图2.2）。

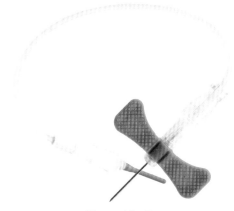

图2.2　蝶翼针

使用时，需要将采血针旋转固定在持针器外筒前端，手持静脉穿刺针对静脉实施穿刺，成功后将真空采血管插入持针器后端空腔，使集血针刃口穿过阻血套并刺入真空管胶塞，在负压作用下，将血液吸入采血管。采血完毕，拔出静脉穿刺针，局部止血，拔出静脉穿刺针，连同静脉穿刺针及持针器丢弃在废物盒中。

使用注意事项：由于蝶翼针软管较长，针管及软管内的残存血液，在采血针及软管取下的过程中，容易造成血液样本暴露；进行废弃处置时，应避免针头复套。

3.安全型静脉采血针

美国职业健康安全管理局（OSHA）对安全针具的定义：以无针方式或具备可以有效减少针刺风险的安全装置抽取体液，进入静脉或动脉以及给药的针具[2]。

（1）安全型锁扣式采血针（图2.3）

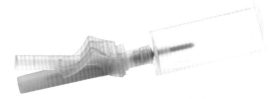

图2.3　安全型锁扣式采血针

采血针护套提供了针头保护，减少针刺伤风险并可防止重复使用。适用于一般人群，需配合持针器使用。采血速度快、操作简便、安全性佳，三切面、双斜面设计，穿刺阻力更小，痛感更低，并且只需单手操作即可有效降低针刺伤的发生率。

（2）安全型蝶翼针（图2.4）

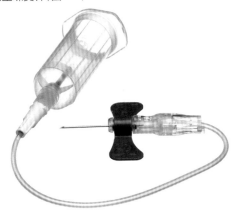

图2.4　按键回弹式采血组件

采血结束后触碰按键，可将针头缩回，减少针头暴露的危险和再次使用的机会。适用于难采人群：老年病人、儿科病人、脱水病人、肿瘤病人、糖尿病病人、心血管疾病病人、慢性肾脏疾病病人、肥胖症病人等。

参考文献

[1] 郭艳, 李根池, 余冬, 等. 临床血液采集及采血针发展现状. 中国医疗器械信息, 2015, 21(5): 47-49.

[2] OSHA. Protecting Yourself When Handling Contaminated Sharps (29 CFR 1910. 1030). OSHA, 2011.

[3] CLSI H3-A6: Procedures for the Collection of Diagnostic Blood Specimens by Venipuncture. 2010.

[4] 世界卫生组织. 世界卫生组织采血指南:静脉采血的最佳操作, 2010.

第 3 章
静脉采血血管的选择

一、静脉血管的解剖结构

静脉是运送血液回心的血管，起于毛细血管，止于心房。静脉管壁薄而柔软，平滑肌和弹性纤维均较少，缺乏收缩性和弹性，管腔断面较扁。体静脉中的血液含有较多的二氧化碳，血色暗红。小静脉起于毛细血管，在回心过程中逐渐汇合成中静脉、大静脉，最后注入右心房[1-2]。

1.静脉血管的组成

全身的静脉可区分为肺循环的静脉和体循环的静脉两大部分。

体循环的静脉数量多、行程长、分布广，主要包括上腔静脉系、下腔静脉系（包括肝门静脉系）和心静脉系。静脉采血部位以体循环的上肢静脉为主。

体循环静脉分深、浅两类，深静脉位于深筋膜深面与动脉伴行，故称伴行静脉，其名称、行程和引流范围与其伴行的动脉相同，一般中等动脉均由两条静脉伴行，如尺动脉、胫前动脉等两侧都有伴行静脉。浅静脉位于皮下浅筋膜内，又称皮下静脉。浅静脉数目多，不与动脉伴行，有各自独立的名称、行程和引流范围，但最终均注入深静脉，从而进入循环。因此，临床可通过浅静脉采血检查或输入液体、药物[1-4]。

2.静脉血管的结构与分布特点

（1）由小支汇合成大支，最后汇合成大静脉干，其管径越来越大[3]。

（2）静脉壁薄，管腔比同级动脉大，内皮突出形成静脉瓣，瓣膜成对，可防止血液倒流，有利于静脉血向心回流。

（3）静脉之间有丰富的吻合交通支，浅静脉之间、深静脉之间、浅深静脉之间均存在广泛交通。 一条静脉被阻断后，可借这些交通支建立侧支循环[2]。

二、常用静脉血管的选择

1.静脉采血常用血管的选择

（1）成人采血部位：静脉采血选择清晰、笔直、较粗、充盈有弹性的静脉血管。 静脉采血时可以选择肘正中静脉、头静脉、贵要静脉、手背静脉等，成人首选肘正中静脉进行穿刺，也可选择手背静脉、内踝静脉。 不建议使用手腕内侧的静脉，此区域内神经和肌腱位于皮下浅表处，易引起损伤。如采用足踝或肢端采血可出现静脉炎等较严重的并发症[1, 5]。

（2）婴幼儿采血部位：月龄≤6个月，首选股静脉；月龄≥6个月，可选颈外静脉；年龄≥2岁，首选肘正中静脉、内踝部位的大隐静脉。 肥胖儿选择手背部浅静脉[6-7]。

2.常用于采血的静脉分布

（1）肘正中静脉：粗而短，变异甚多，多呈 N 型或 M 型，通常于肘窝处连接贵要静脉和头静脉，有时也接受正中静脉。 后者呈分叉状，分别注入贵要静脉和头静脉。 肘前皮肤薄而柔软，浅筋膜疏松，浅静脉粗大，是临床上静脉采血的首选部位[1-4]。

（2）前臂正中静脉：起自手掌静脉丛，沿前臂前面上行，注入肘正中静脉。 前臂正中静脉有时分叉，分别注入头静脉和贵要静脉，收集手掌侧和前臂前部浅层静脉血[1-4]。

（3）贵要静脉：起自小指尺侧手背静脉网，逐渐转至前臂屈侧，过肘窝接受肱二头肌内侧继续上行至上臂中部稍下方穿深筋膜注入腋静脉，收集手和前臂尺侧的静脉[1-4]。

（4）头静脉：起自手背静脉网的桡侧，沿前臂桡侧皮上上行，至肘高处通过肘正中静脉与贵要静脉交通，再沿肱二头肌外侧上行，经三角胸大肌沟，穿深筋膜注入锁骨下静脉或腋静脉，收集手和前臂桡侧掌面和背面的浅静脉[1-4]。

（5）手背静脉网：浅筋膜内丰富的浅静脉互相吻合形成手背静脉网。 手背静脉网的桡侧半与拇指的静脉汇集成头静脉，尺侧半与小指的静脉汇集成贵要静脉。手的静脉回流一般由掌侧流向背侧，从深层流向浅层[1-4]。

（6）股静脉：股静脉是下肢的深静脉之一，伴随股动脉上行，达腹股沟韧带深面移行为髂外静脉。股静脉接受股动脉分支的伴行静脉和大隐静脉，收集下肢所有浅静脉的静脉血。

三、静脉穿刺困难的情况与处理

1.肥胖、浮肿的病人

肥胖病人皮下脂肪厚，静脉不易显露，应让病人暴露穿刺部位，按静脉走向指压局部，摸清血管深浅及位置，进针角度约40°。

对浮肿病人应先压迫血管部位组织使该部位的组织液暂移一旁，显露血管后再进行穿刺。

2.脱水、吐泻的病人

脱水、吐泻病人因血容量减少导致静脉瘪塌、不充盈、弹性不足，穿刺时用手将静脉向心方向按压，使静脉充盈后再行穿刺，刺入后可平行进针（有落空感）。

3.营养不良病人

营养不良病人血管脆性大、弹性差、皮下脂肪少，进针角度应小于15°，进针应迅速，平行进针。

4.静脉闭塞病人

病人因长期输液或输入刺激性药物导致静脉破坏、管壁形成瘢痕、血栓，导致浅静脉呈条索状，甚至闭塞。穿刺可回血，如果出现血流不畅的情况，应及时更换部位进行穿刺[8]。

5.婴幼儿病人

婴幼儿血管较成人细小，且动脉较表浅易误穿，肥胖儿血管较隐蔽，增加了穿刺难度。因此，要认真识别血管，静脉外观呈微蓝色，无搏动，管壁薄，易被压塌，较易固定，不易滑动，血液多呈向心方向流动。动脉外观呈正常皮肤颜色或淡红色，有搏动，不易被压塌，血管易滑动，血液多呈离心方向流动。静脉穿刺时如误入动脉，则回血呈冲击状，推药时阻力较大，且局部迅速可见苍白[10]，并呈树枝状分布。

6.超高龄病人

超高龄病人静脉管壁增厚、变硬,血管弹性降低、管腔狭窄、皮下脂肪少、皮肤松弛、血管浅且易滚动不易固定,容易刺破。另外,长期静脉输液或静脉注射高浓度药物,使超高龄病人的静脉内膜发生炎症,使其血管脆性增加,易造成血管破裂。

输液前 10 min 可用热毛巾或暖水袋热敷或在输液部位持续外用血管扩张剂,防止血栓形成,使局部表浅血管扩张充盈,减轻血管刺激疼痛,并提高穿刺成功率。

超高龄病人血管脆性大,末梢血运差,不宜过紧、过长时间地绑扎止血带,以免血液循环不畅,造成微小血栓形成;不要重力拍打血管,以免血管局部压力增大,加重脆性,当进针时血管猛然释放压力,血液瞬间冲入皮下导致血管破裂,造成穿刺失败[11]。

7.特殊疾病病人

病人因皮肤病、烧伤或皮肤颜色较黑或输液拔针后未按压好针眼致皮下淤血、皮肤青紫,或小儿静脉输液时哭闹致使皮肤发红,影响操作者对血管的观察,应仔细寻找可以穿刺的静脉,并尽量使其充盈以利于穿刺成功[9]。

四、静脉穿刺失败的处理流程

1. 对血管条件差的病人,应先对症处理,改善血管条件后再行穿刺,或选择条件良好的血管进行穿刺,避免盲目进针,减少穿刺失败概率。

2. 一旦确认穿刺失败,应立即松解止血带,将采血针拔出,切勿反复回针,同时按压止血。

3. 主动安抚病人,消解疑虑与担心。

4. 更换采血器具,准备二次穿刺。

参考文献

[1] 柏树令,应大君. 系统解剖学. 7 版. 北京:人民卫生出版社,2012.

[2] 刘文庆,吴国平,全晓红,等. 系统解剖学与组织胚胎学. 2 版. 北京:人民卫生出版社,2014.

［3］贺连香,张京慧,高红梅. 静脉治疗护理操作技术与管理. 湖南:中南大学出版社,2014.

［4］钟华荪. 静脉输液治疗护理学. 2 版. 北京:人民军医出版社,2011.

［5］江中华. 不同采血方法进行血常规检验在临床应用中的价值分析. 青春期健康,2014,14(7):39.

［6］宁克颖,武治国,张文生. 婴幼儿静脉采血部位的选择与效果观察. 安徽医学,2013,34(11):1643 – 1646.

［7］曲凯. 小儿不同部位采血技术的探讨和体会. 辽宁医学杂志,2009,23(1):47 – 49.

［8］尹巧玲,宫建华. 静脉穿刺失败原因分析. 齐鲁护理杂志,2012,18(1):55 – 56.

［9］梁娟. 静脉输液穿刺失败的常见原因及护理对策. 护理实践与研究,2010,7(19):94 – 95.

［10］段修芹,刘红. 小儿静脉穿刺失败的原因分析及对策. 医用放射技术杂志,2006,3:35 – 36.

［11］王雪梅,王晓湘,郝蒙蒙. 超高龄患者静脉穿刺失败原因分析及护理对策. 齐鲁护理杂志,2012,18(4):88 – 89.

第4章
最佳静脉采血操作实践

一、采血前的准备

（一）采血人员准备（图4.1）

1. 准备穿刺前，采血人员应保证自己的仪表符合要求，包括衣帽整洁，头发不过肩，指甲符合要求。不强制要求佩戴护士帽。如不存在多重耐药菌时，可佩戴一次性口罩，并每隔4h更换[1-2]。

2. 采血人员应使用符合《医务人员手卫生规范（WS/T 313）》规定的六步洗手法进行手消毒，可采用流动水洗手或使用速干消毒液（简称手消液）。

研究表明，速干手消液和流动水洗手均可达到手消毒效果，但速干手消液消毒后手部菌落数、医护依从性要优于流动水洗手。考虑成本效益及适用性，建议两者均可[3-11]。

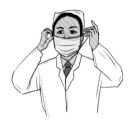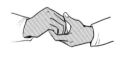

图4.1 采血人员准备

（二）用物准备（图4.2）

采血前应根据病人年龄和血管情况选择合适的针具、消毒液和相关用品，包括：治疗盘、消毒液、无菌棉签、无菌敷贴（输液贴）、弯盘、持针器、采血针、真空采血管（血培养瓶）、标签、止血带、治疗巾、试管架、手套、医嘱执行单或［掌上电脑（PDA）］、手消液、感染性废物桶、生活废物桶、锐器盒。需检查用物是否包装完整无破损，并在有效期内。用物摆放以整齐、不违反无菌原则、省力为标准。

1. 采血针的种类包括直针、蝶翼针和安全型采血针（详见第2章，安全针具的定义）。有关采血针与血液标本溶血率的相关性目前尚无定论，有部分研究显示，血液标本溶血率随着采血针型号的增加而减小。原因在于采血针型号越大，压强越小，受力越小，因而血液标本受到的冲击力越小，发生溶血的可能性亦减少。考虑在不增加病人痛苦的情况下，建议选择7号采血针，痛觉减少，且血管不明显时穿刺成功率高；采血量多且病人血管粗时可以选择8号采血针。

2. 根据《静脉治疗护理技术操作规范（WS/T 433－2013）》的要求，穿刺时应选择合格的皮肤消毒剂，宜选用2%葡萄糖酸氯己定乙醇溶液（月龄＜2个月的婴儿慎用）、有效碘浓度不低于0.5%的碘附或2%碘酊溶液和75%酒精。有文献报道碘剂对极低体重新生儿有影响，且新生儿使用碘剂影响血管观察，建议新生儿采血用酒精消毒[12-13]。

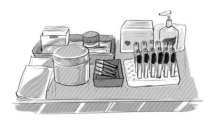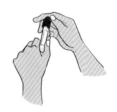

图4.2 用物准备

（三）核对医嘱（图4.3）

根据医嘱核对采血项目，检查采血管种类与采血项目是否一致，建议核对后按照采血顺序摆放采血管。 打印并正确粘贴采血管标签，需注意①条形码竖向粘贴在采血管上，尽量居中；②条码纸与试管盖距离不宜过近（适宜距离 5~8mm）；③条形码尽量在试管原有标签纸上覆盖粘贴，要保证采血观察窗口清晰可见。

粘贴标签后建议双人核对是否粘贴正确。

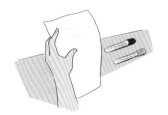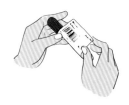

图 4.3　核对医嘱

（四）病人准备

病人准备前，采血人员首先应介绍自己的身份、建立和谐的气氛并获得病人的信任。 应根据规章制度获得病人对采集过程的知情同意。 采血人员不得违反病人或看护者的意愿采集血样。 正确的做法是向医生或到护士站反映病人拒绝情况。

病人准备包括病人识别、病人评估和病人体位准备。

1.病人识别

病人身份识别十分关键。 采血人员应保证为化验申请单指定的病人采血。 采血人员不得依赖病床标签或在病床上、台面上或仪器旁放置的表格或记录中的信息。 针对不同类型的病人，采取核对的方式不同，但至少应用两种方法对病人进行身份识别（姓名、住院号或诊疗卡号等）。

（1）意识清醒的病人

意识清醒的病人身份识别要求如下：

· 要求病人提供如全名和出生日期等两种以上信息。

· 与检测申请单上的信息进行比较。

· 住院病人要求同样的信息，并与检测申请单上的信息和病人必须佩戴的身份手环上的信息进行比较。

·报告任何不同之处，任何细微差别都应报告（制度规定的）病区负责人员，并在采血前根据姓名和识别号确定病人身份。任何差异问题必须在样本采集前解决。

·部分长期护理机构不为病人提供身份手环。这种情况下为有认知障碍的病人采集样本时应要求护理者或家庭成员通过病人姓名和出生日期确定病人身份。与检测申请单上的信息进行比较。

（2）失去意识、年龄过小、认知障碍或不懂采血人员所用语言的病人

上述任何一种情况下，建议采血人员按顺序采取以下步骤：

·要求护士、病人亲属或朋友通过如全名和出生日期等两种以上的信息、记录辨认者的姓名。

·与检测申请单上的信息进行比较。对住院病人应与病人本人所佩戴的身份手环上的信息进行比较。

·报告任何不同之处，任何细微差别都应报告（制度规定的）病区负责人员，并在采血前根据姓名和识别号确定病人身份。任何差异问题必须在样本采集前解决。

（3）处于半清醒状态、昏迷或已经入睡的病人

对于已经入睡的病人应在采血前叫醒。采血人员为半清醒状态或昏迷的病人采血时必须非常小心，以防针头刺入手臂时或针头在手臂中时病人出现意外的动作或反跳。当针头剧烈脱出或发生位置变化时应使用预先准备好纱布块并快速松开止血带。如因失误针头刺入手臂较深时，采血人员应通知医生或护士站。如果无法确定病人身份，应联系护士或医生。记录辨认者的姓名。

（4）未经身份确认的急诊病人的身份识别步骤

采集血样时须正确识别病人身份。在身份被确认前，未经身份确认的急诊病人应给予能清晰表示身份的临时名称。对无法立即确定身份的病人应：

·按规章制度要求为病人指定一个原始（临时的）识别号码。

·选择适当的、使用原始识别号码的检测申请表和记录表。

·采用手工或计算机方式填写所需标识，并在采集结束后将标识粘贴在检测申请表上和样本管上。

·当病人获得永久识别号码后，临时识别号码与永久编号应相互关联，保证正确识别病人身份以及病人与其检测信息的关联。

任何情况下，姓名和永久或临时识别号码必须贴在病人身体上，或采用手环或某些类似形式装置。除隔离病人外，病床标识不得替代手环。

2.病人评估

为避免检验结果偏倚，保证顺利采血，采血前应对病人评估以下项目。

（1）评估禁饮食时间是否符合采血要求。饮食对血液生化项目的影响较大，主要取决于饮食的成分及禁饮、禁食的时间：病人一般以空腹时间 12～16h 为宜。空腹时间过长或过短均可能影响检验结果的准确性。建议每日采血时间相对固定，以减少生理周期对检验结果的影响。

（2）评估病人有无运动、吸烟、饮酒或服用影响检查结果的特殊药物。

· 吸烟和饮酒对检验结果有较大影响。烟瘾大者血液中一氧化碳血红蛋白的含量可达8%，而不吸烟者其含量在1%以下。此外，血液中儿茶酚胺等均较不吸烟者高，同时血液中白细胞增加、嗜酸性粒细胞减少、中性粒细胞及单核细胞增多、血红蛋白及平均红细胞体积偏高，血浆中硫氰酸盐浓度亦高于非吸烟者。饮酒后可使血浆乳酸、尿酸盐、乙醛、乙酸等增加，长期饮酒者高密度脂蛋白胆固醇偏高，平均血细胞体积增加，谷氨酰转肽酶亦较不饮酒的病人高。而喝含有咖啡因的饮料，可使血浆游离脂肪酸增加，并使肾上腺和脑组织释放儿茶酚胺，对血液样本检测的准确性有很大的影响。因此，建议住院病人入院后停止吸烟、饮酒及喝刺激性饮品；门诊病人则需在采血单上清晰注明，作为化验结果的判断参考[14]。

· 人体运动后会由于出汗及呼吸加快，体液量及分布改变，调节人体体液及神经的调节功能，对血液生化指标产生影响。另外精神紧张、激动、恐慌状态下可使血红蛋白、白细胞增高。因此，建议病人休息至少 30min 后采血。[14]

· 采血前服用药物会对血液中部分生化指标产生影响，如异烟肼、氯丙嗪、乙醇或有机磷可使血清丙氨酸氨基转移酶活性升高；肿瘤化疗类药物对造血功能、肝肾功能造成的影响或损害引起相关指标的改变等。因此，建议在采集血标本前停止服用有干扰的药物，如果无法停止服用，则需在化验单上清楚注明所服药物；微生物培养样本最好在使用抗生素之前[15]。

（3）评估女性病人是否处于某个生理周期，有无妊娠等。不同年龄组的个体及妇女的妊娠期、月经期，血液成分有一定差异，应该注意与病理情况区别。因此，为保证血液样本检测的准确性，医护人员应在合适的时间采集血液样本[15]。

3.病人体位准备

（1）安静状态下体位以舒适为原则，采取坐位或卧位。门诊以坐位为主，上肢完全伸直，上臂与前臂在一条直线上，即直肘姿势。

（2）婴幼儿根据静脉的选择采取不同的体位（被动体位、怀抱坐位）。头皮静脉采血时采用45°头低脚高位为宜[16]。颈外静脉采血时可根据情况采用单纯侧卧头后仰位或侧卧颈部垫枕头后仰位[17]。四肢浅静脉穿刺体位选择时应保证充分暴露肘正中静脉、大隐静脉、手背静脉、足背静脉等四肢表浅静脉。

（3）醉酒、昏迷、烦躁、中毒、呼吸衰竭、心力衰竭等特殊病情病人采血体位选择被迫体位。失血性休克病人体位：头和躯干抬高20°～30°、下肢抬高15°～20°（休克体位）[18]。

（4）呼吸衰竭、心力衰竭等危重病人体位：病人由于各种原因不能平卧时，可在半卧位情况下采集股静脉血液[19]（图4.4）。

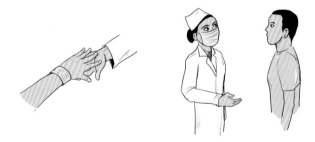

图4.4 病人准备

（五）绑扎止血带（图4.5）

1. 在采血点上方7～10cm绑扎止血带。绑扎方式为取绑扎部位1/2至3/4周长为长度的止血带拉长[40]，绕手臂一圈后系一活结，止血带末端向上。绑扎时应保持适宜的松紧度，以达到减缓远端静脉血液回流，同时不压迫动脉血流的目的[37]，绑扎松紧适宜时，在肢体远端应很容易触摸到动脉搏动[14]。

2. 止血带绑扎时间应不超过1min，否则会出现局部瘀滞造成的血液浓缩现象和血液进入组织的现象。这种情况可造成各蛋白质类检测项目、血细胞比容以及其他细胞内容物检测结果假性增高。临床研究显示使用止血带时间不超过1min时血标本中各检验指标没有明显改变，而压迫时间过长则可使多种血液成分发生改变[38]。如果止血带在一个位置使用超过1min，应松开止血带，等待2min后重新绑扎。如果在预计绑扎止血带的部位病人皮肤有破损，应考虑更换备用的采血部位，或在病人外衣上绑扎；也可以覆盖一块纱布或纸巾使皮肤不被挤压。

3. 卡扣式止血带使老年病人采血穿刺成功率提高：卡扣式止血带有一定的宽度，可随意调节松紧度，与皮肤接触面积大，以较小的力量使浅静脉阻断，使静脉充盈明显，柔软舒适，操作方便，易扎紧，进针时血管固定不易滑动，使老年病人疼痛刺激减小[39]，值得临床推广使用。

4. 为防止病人间交叉感染，止血带应一人一用，反复使用的止血带用后应消毒晾干备用。

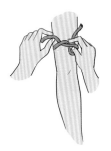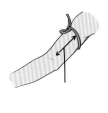

图4.5 绑扎止血带

（六）静脉穿刺不适宜部位

1. 避免在静脉输液、输血的同侧肢体进行采血[20-21,23]。

2. 尽量避开局部红肿炎性反应区域[24]。

3. 避免大面积烧伤、有瘢痕及残疾的部位[24]。

4. 避免在乳房切除术的同侧肢体[24]。

5. 避免在人造血管（自体血管移植）、动静脉窦、血肿部位、有血栓形成的静脉处[24]。

（七）戴手套（图4.6）

1. 在进行静脉采血操作时应戴手套。 戴手套虽无法降低针刺伤发生风险，但可减少血液进入人体的量，从而减少血液感染的机会[25-26]。 对血液传播性疾病病人采血必须戴双层手套[27-28]。

建议选择无粉无菌橡胶手套。 研究表明，无粉无菌手套在职业防护、减少并发症及渗漏测试方面优于普通一次性橡胶手套（检查手套）[29-32]。

2. 不需要在给每个病人采血时更换手套，可采用快速手消液连续给 5 个病人采血，但是使用手套超过 15min 必须更换手套。 针对特殊病区、有血源性感染病人、隔离病人、保护性病人或疑有传染倾向病人需严格执行一人一手套[33-36]。

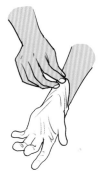

图 4.6　戴手套

二、穿刺过程

（一）消毒穿刺部位（图4.7）

1. 使用酒精等消毒剂从穿刺点中心以环状方式进行消毒 2 次。 消毒范围≥5cm，消毒剂作用时间不少于 30s。 等待消毒区域自然干燥，不可吹干、扇干或覆盖任何物体。 消毒后禁止再次触摸。 采血人员如认为穿刺困难，需进一步触摸静脉，必须对新选择的部位再次消毒。

2. 根据 2012 年医院消毒卫生标准[41]，可选用碘附、70% ~ 80% 酒精溶液，氯己定－乙醇消毒剂等合法、有效的皮肤消毒产品进行消毒，使用时需遵循产品使用说明书。 注意使用碘附消毒时，需使用 70%～80% 酒精溶液进行脱碘。 对血液酒精含量进行测定时，应避免使用含酒精的消毒剂。

3. 采集血培养标本的消毒方式

（1）为了将皮肤菌群污染的风险降低到最低，血培养采血部位需要使用适当的消毒剂涂擦和消毒 30～60s。 碘酊、异丙醇复合制剂、氯已定（洗必泰）以及聚维酮/70% 乙醇合剂具有相同的消毒效果。

（2）碘和洗必泰需要与皮肤接触至少 30s 以完成部位的消毒。 由于碘对甲状腺和肝脏有影响且有可能出现过敏反应，应在程序结束后将碘从皮肤上擦除。 不建议在 2 个月月龄以下婴幼儿中使用葡萄糖酸洗必泰。

（3）典型的采血部位准备过程包括使用 70% 异丙醇进行初步消毒，自然干燥后用碘或洗必泰化合物进行涂擦。 消毒剂应与皮肤保持接触至少 30s。全过程应采用严格的无菌操作技术。 可使用无菌注射器采血后采用安全型转注装置加注到血培养瓶中。 血培养瓶也可以通过连接了持针器的蝶形采血套件直接采血。 血样可直接采集至聚茴香脑磺酸钠（SPS）采血管后转注至血培养基，但不得采用含有不是为血培养设计的抗凝剂的采血管中。 除非经生产厂家确认，不建议使用采血针/持针器组合直接灌注培养瓶，这种方式有可能将培养瓶中培养基反冲至静脉内，同时也较难控制采血量。

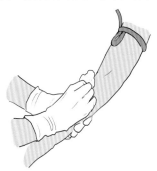

图4.7　消毒穿刺部位

（二）准备采血针（图4.8）

连接采血针与持针器，拔下采血针针帽。

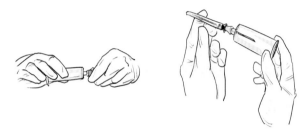

图4.8 准备采血针

（三）静脉穿刺（图4.9）

1. 用一手于穿刺点下方2.5～5cm处绷紧皮肤以固定静脉，另一手持针，针尖斜面向上沿血管走向穿刺。 如静脉较浅，进针角度15°左右，如果较深，进针角度30°左右，如果病人脂肪组织较厚，可以适当增加进针角度，一般＜45°。 见回血后减少进针的角度，沿静脉走向继续推进少许。

2. 穿刺和采血时应尽可能使病人手臂或其他采血部位保持向下位置，以防止从采血管到病人静脉的回流或倒流。

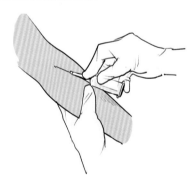

图4.9 静脉穿刺

（四）按顺序采血（图4.10）

1. 穿刺成功后，一手固定采血器，另一手将真空采血管依次插入采血器中。 首支采血管有血液流入时，松开止血带。

2. 根据 WHO 推荐[42]，采血顺应应为血培养瓶→无添加剂试管→凝血管（蓝）→促凝管（红）→血清分离管（黄）→肝素钠（绿）→ EDTA（紫）→葡萄糖酵解抑制剂（灰）。

3. WHO 推荐中未包括血沉管（黑），临床实践中，由于血沉管抗凝剂为枸橼酸钠，与凝血管一致，因此一般于凝血管后采集。

4. 注意使用蝶翼针采血，首管为血凝管（蓝）时，应先采集一管伪管，以避免血凝管中出现无效腔。伪管应为无添加剂管或血凝管，且无须采满。

为保证添加剂和血液样本比例正确，应待真空采血管内真空耗尽，血流自然停止再进行换管、拔管操作。

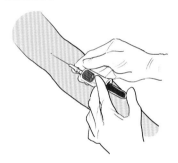

图 4.10　按顺序采血

（五）无法采集血样的处理

当血样无法采集时需要进行以下工作：

1. 改变进针位置。如果采血针刺入静脉过深，可略微抽出。如果穿刺不够，将采血针向静脉中略推入，稍微改变角度，绝对不得在刺入后重新定位探查贵要静脉，因为正中神经和肱动脉距离贵要静脉较近。

2. 更换另外一支采血管，以保证选择的不是失效（如真空度减小）的采血管。

3. 除非确定了静脉的准确位置，超过上述建议之外的操作均认为是探查。不建议使用探查。探查可能比较疼痛，同时可产生动脉穿孔，造成血肿和神经压迫或直接损伤神经。

4. 静脉穿刺尝试不建议超过两次。如果可能，要求其他人尝试采血，或通报医生。

（六）颠倒混匀

每支采血管取下后，立即颠倒混匀，注意手法轻柔，不可剧烈震荡或摇晃，以避免发生溶血。不同采血管混匀次数见表 4.1。混匀后将采血管竖直放置在采血管架上。

表 4.1　不同采血管的混匀次数

头盖颜色	混匀次数（来回颠倒 180°为 1 次）
蓝色	3 ~ 4 次
黑色	8 次
红色	5 ~ 6 次
金黄色	5 ~ 6 次
绿色	8 次
浅绿色	8 次
紫色	8 次
灰色	8 次

（七）拔针按压（图 4.11）

1. 取下最后一支采血管后，用棉球按压（沿血管方向垂直按压，禁止揉搓）穿刺部位并迅速拔出针头[46]。注意拔针时不要改变穿刺针的角度。

临床实验室标准化协会（CLSI）要求：先拔针、后按压。

拔出针头并开启安全装置，将采血器具安全投入放置废弃物的利器盒中。

在正常情况下，采血人员应做到：在采血部位覆盖一块棉球，中等力度按压。不要病人弯曲手臂以增加额外压力，这种方式在不同情况下均不足以阻止血肿形成。病人可直接按压，按压期间采血人员应不断观察以保持足够的压力。

2. 按压时不应屈肘，应保持手臂伸展[43-44]。建议一般病人按压时间 5min，有凝血功能障碍或使用华法林、肝素等抗凝药物的病人，应按压 10min 以上，避免发生出血和淤血。

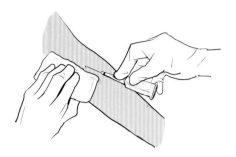

图4.11　拔针按压

三、穿刺后处理

（一）针头丢弃和其他用物处理（图4.12）

1.拔针后应立即将采血针投入锐器盒中，严禁拆卸一次性持针器，回套、弯曲、折断或剪断针头等可能引起针刺伤的操作。使用安全型采血器时，应在拔针后立即激活安全装置。

2.口罩、手套、一次性治疗巾等用物分类丢入医疗垃圾桶中。连续采血时可不更换手套，而采用快速消毒液用六步洗手法消毒手套表面[45]。止血带、可重复使用的持针器应做到一人一换，统一收集并消毒。

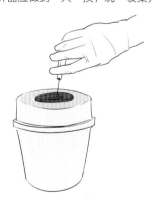

图4.12　针头丢弃和其他用物处理

（二）职业暴露的处理

1. 血液、体液等溅洒于皮肤、黏膜表面时应立即先用肥皂，再用清水、自来水或生理盐水冲洗。

2. 溅入口腔、眼睛等部位，用清水、自来水或生理盐水长时间彻底冲洗。

3. 皮肤针刺伤，立即从近心端向远心端将伤口周围血液挤出，禁止进行伤口的局部挤压，然后用清水、自来水或生理盐水彻底冲洗，再用碘酊消毒创面。填报《锐器伤呈报表》，定期进行安全分析。

（三）核对和记录（图4.13）

1. 采血后应再次核对病人信息，包括住院号/ID号、病人姓名、床头卡、手腕带等，并核对标本情况，检查是否所有采血管均采集到足够的血液。

2. 核对完毕后在医嘱单上填写采血的时间及采血人员姓名。有条件的医院，标本的每个交接环节均可由条码扫描器通过判读容器上的条形码来确认，验证交接者的身份，准确记录每个交接环节的时间。

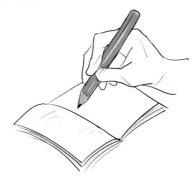

图4.13　核对和记录

（四）标本运送（图4.14）

标本在采集后应及时送检，不可放置过久。一般检验标本在采集后送至检验科的时间应控制在1h以内，不同标本送检时间要求见表4.2。

表4.2 不同标本送检时间

送检时间	送检标本
采样后须立即送检的项目	血氨［AMON（冰浴）］、酸性磷酸酶（ACP）、促肾上腺皮质激素［ACTH（冰浴）］、乳酸［Lac（冰浴）］、血小板功能等
采样后0.5h内送检的项目	糖、电解质、血液或体液细胞学、凝血酶类测定等
采样后1~2h内送检的常规项目	各种蛋白质、色素类、激素、脂类、酶类、抗原、抗体测定等

血液标本在运送过程中，被日光照射、摇晃、震荡、试管破裂、延时送检等，都可能导致标本溶血，故标本应用密闭箱及时安全运送。 运送箱要求密闭好，能够防水、防漏。 箱内最好有泡沫海绵，有效缓冲震动；使用气动物流传输瓶运送时，易碎物品要妥善使用海绵或其他物品进行固定，防止在瓶内移动，零散物品使用袋子密封或捆绑。

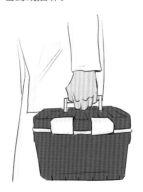

图4.14 标本运送

（五）并发症处理

1.皮下出血

（1）抽血完毕后，用棉签顺着血管方向垂直按压5min以上，直到不出血。

（2）若出现皮下出血，早期冷敷，避开穿刺点以减轻局部充血和出血。3d 后使用热敷，改善血液循环，减轻炎性水肿，加速皮下出血的吸收。

2.晕针或晕血

（1）立即将病人抬到空气流通处或吸氧。

（2）坐位病人立即改为平卧位，以增加脑部供血。

（3）口服热开水或热糖水，适当保暖，数分钟后即可自行缓解。

（4）老年人或心脏病病人要注意防止发生心绞痛、心肌梗死或脑部疾病等意外。

3.误抽动脉血

（1）立即拔除针头，用无菌纱布或者无菌棉球垂直穿刺点加压按压 5～10min，直至无出血。

（2）按压后观察穿刺点周围有无血肿、青紫等不良反应，并积极处理。

4.误伤神经

（1）立即拔针。

（2）安抚病人，给予解释。

（3）给予营养神经药物和物理疗法。

（4）嘱病人近期患肢勿负重，避免剧烈活动。

5.昏厥（昏倒）或意外的无反应

（1）通知接受过急救培训的指定人员。

（2）尽可能让病人平躺或病人坐立时放低其手臂。

（3）松开扣紧的衣物。

（4）使用氨水吸入剂可能出现不良反应，因此不建议使用。

6.恶　心

（1）尽量使病人感觉舒适。

（2）指导病人缓慢深呼吸。

（3）在病人额头放上冷敷料。

（4）通知接受过急救培训的指定人员。

7.呕　吐

（1）给病人呕吐盆或纸盒，并准备好纸巾。

（2）给病人水让其漱口。

（3）通知接受过急救培训的指定人员。

8.惊 厥

（1）防止病人伤害自己。 不要限制病人肢体的活动，但要防止其受伤。

（2）通知接受过急救培训的指定人员。

（六）采集失败后的护理

1.穿刺失败的处理流程

（1）一旦确认穿刺失败,应立即松解止血带,将采血针拔出,切勿反复回针,同时按压止血。

（2）对血管条件差的病人,应先对症处理,改善血管条件后再行穿刺,或另择其他条件良好的血管再行穿刺,避免盲目进针,减少穿刺失败概率。

（3）主动安抚病人,态度诚恳。

（4）更换采血器具,准备二次穿刺。

2.血标本未达到采血要求

（1）采血中断时的处理：

· 调整针头方向[47]。

· 可用手轻轻挤压采血静脉上段以增加压力[48]。

· 建议使用转注器,直接刺入容易导致标本溶血[49]。

· 血量较少时可拔针让软连接管内的血液缓慢流入采血管至所需刻度。

（2）如经上述处理仍不能达到采血要求,应立即拔出针头,按压止血。

（3）主动安抚病人，态度诚恳。

（4）重新选择血管，做好采血准备,进行二次穿刺。

（5）做好不合格血标本的处理。

（6）用物处置。

参考文献

［1］于亮,李秀梅,苏晓燕,等.空气消毒对 ICU 护士口罩常见细菌的影响.中华医院感染学杂志,2008,18（2）:229－231.

［2］杜建、岳淑敏,谢忠尧,等.医用防护口罩防护效率及佩戴时间的研究.中国防痨杂志,

2012,34(10):301-304.

[3] 张玲,雍小兰,蒋燕.皂液流动水洗手与洁芙柔消毒凝胶擦拭依从性研究.中华医院感染学杂志,2005,11:70-71.

[4] 晏亮亮.速干手消毒法洗手效果的研究.当代护士(专科版),2010,08:169-171.

[5] 王璐,陈宁.丹尼尔手液的效果评价及依从性探讨.中国误诊学杂志,2010,23:5582.

[6] 张晓梅,刘晓玲,胡静杰.医务人员不同方法洗手效果监测.中国消毒学杂志,2013,11:1101-1102.

[7] 钟秀玲,张彩燕,胡秋莹,等.不同手部清洁方法效果及成本效益的研究.中华护理杂志,2001,05:14-16.

[8] 董荔,胡必杰,任金兰,等."洁芙柔"手部皮肤消毒效果临床评价.中华医院感染学杂志,2000,03:47-48.

[9] 谢秀花.一种快速手消毒剂消效果临床评价.国际医药卫生导报,2004,22:139-140.

[10] 黄劲华,崔雪华,王玲.洁芙柔消毒凝胶的消毒效果临床评估.中华医院感染学杂志,2010,15:2255-2256.

[11] 王箭,王江桥,李玉娟,等.快速手消毒剂与洗手液洗手效果的临床评价.实用医技杂志,2006,09:1534-1535.

[12] 陈启丰.在极低体重新生儿中局部使用碘消毒剂与甲状腺功能低下.广东卫生防疫,1992,01:109-111.

[13] 周向东.极低体重新生儿外用含碘消毒剂与甲状腺功能减低.国外医学(儿科学分册),1990,04:212.

[14] 王建荣.输液治疗护理实践指南与实施细则.北京:人民军医出版社,2011.

[15] Policies and Procedures for Infusion Nursing 4th Edition. Home Healthcare Nurse,2004,23(11):745-746.

[16] 管广舒.45°Trendelenburg体位在婴幼儿头皮静脉穿刺中的应用.黑龙江医药科学,2012,35(4):74-75.

[17] 兰玲秀,任晓英,吕秀玲.患儿颈外静脉采血体位摆放与人文关怀的效果探讨.护理学杂志,2005,20(13):38-39.

[18] 朱芳红,张襄.失血性休克病人的采血技巧.医学理论与实践,2009,22(10):1167.

[19] 龙桂萍.特殊体位股静脉采血的方法与体会.全科护理,2009,7(16):1452.

[20] 江中华.不同采血方法进行血常规检验在临床应用中的价值分析.青春期健康,2014,14(07):39.

[21] 宁克颖,武治国,张文生.婴幼儿静脉采血部位的选择与效果观察.安徽医学,2013,34(11):1643-1646.

［22］曲凯. 小儿不同部位采血技术的探讨和体会. 辽宁医学杂志, 2009, 23(1): 47 – 49.

［23］陆海波, 胡玲玲, 等. 护理工作对血液标本分析前质量的影响. 检验医学与临床, 2011, 8(18): 2279 – 2280.

［24］丁兆荣. 静脉采血的常见问题及注意事项. 中国现代药物应用, 2008, 2(5): 92 – 93.

［25］袁晓丽, 江智霞, 张咏梅, 等. 多形式血源性职业防护教育模式的研究与实践. 中华医院感染学杂志, 2010, 20(10): 1435 – 1437.

［26］陈红岩, 唐玉分. 医务人员职业暴露分析与预防. 中华医院感染学杂志, 2010, 20(24): 3974 – 3976.

［27］杨雪华. 医务人员职业暴露相关因素分析与防护. 医药论坛杂志, 2010, 31(6): 71.

［28］张丽华. 临床护士血源性感染危险性分析与对策. 检验医学与临床, 2007, 4(3): 219.

［29］Mohammad A. Khan, John Lee Brown, Kathryn V Logan, et al. Suture Contamination by Surface Powders on Surgical Gloves. Arch. Surg, 1983, 118(6): 738 – 739.

［30］程飞. 医用橡胶手套的渗漏与手卫生的相关性. 泰山医学院学报, 2013, 1: 75 – 80.

［31］万东华. 一次性丁腈橡胶—聚氨酯复合手套的制造方法及其用途. CN 101003165 2007.

［32］陈利琴, 陈肖敏. 医用手套的研究进展. 中华护理学会第15届全国手术室护理学术交流会议论文汇编(中册), 2011.

［33］Kotilaine H. In vitro evaluation of gloves// Symposium on latex as a barrier. Molecular Biology Branch, Division of Life Sciences, Center for Devices and Radiological Health, Washington, D. C.: April 1989.

［34］程飞, 韩传平. 医用橡胶手套的渗漏与手卫生的相关性. 泰山医学院学报, 2013, 34(1): 75 – 80.

［35］赖艺岚, 李顺好, 温玉婵, 等. 一次性普通乳胶手套使用延时更换干预的效果研究. 中国实用医药, 2014, 9(22): 272 – 273.

［36］Patterson J. E., Vecchio J., Pantelick E. L., et al. Association of contaminated gloves with transmission of Acinetobacter calcoaceticusvar. anitratusin an intensive care unit. Am J Med, 1991, 1: 479 – 483.

［37］吕艳. 浅静脉穿刺双止血带结扎法的临床观察. 现代护理, 2003, 9(10): 785 – 786.

［38］熊立凡, 刘成玉. 临床检验基础. 4 版. 北京: 人民卫生出版社, 2008.

［39］姚世媛. 卡扣式止血带在老年病人静脉采血中的应用. 中国美容医学, 2012, 21(8): 299 – 300.

［40］刘连祥. 静脉穿刺时扎止血带的松紧度. 中华护理杂志, 1989, 3(2): 411.

［41］医院消毒卫生标准. 中华人民共和国国家标准, 2012.

[42] World Health Organization. WHO Guideline on drawing blood:best practices in phlebotomy. 2010.

[43] 单玉范.不同按压方式对静脉采血后不良反应发生率的影响.当代医学,2015,21 (383):85-86.

[44] 陈莉红,秦国柱.静脉采血拔针按压方式研究进展.实用中医药杂志,2011,6(7):291-292.

[45] 刘莉,易蜀蓉,付敏,等.连续采血手套表面污染后消毒效果及成本分析.检验医学与 临床,2014,11(1):64-65.

[46] 邸春燕.静脉取血后采用棉球按压止血效果评价.工企医刊,2008,05:77.

[47] 周燕,张守潘,仇铭华,等.对采血中血流不畅问题的剖析及对策.中国输血杂志, 2010,23(8):630-631.

[48] 石弘,冯灵,杨蓉.真空静脉采血的研究进展.华西医学,2011,26(7):1116-1118.

[49] 曾蓉.临床成人静脉血标本采集进展.全科护理,2011,9(6):1489-1490.

第 5 章
静脉采血常见并发症与护理

一、常见并发症的种类

1. 皮下血肿。

2. 意外穿入动脉。

3. 局部感染。

4. 神经损伤。

5. 疼痛。

6. 血栓。

7. 晕血、晕针。

8. 止血困难。

二、并发症的护理

1. 皮下血肿的护理

在穿刺过程中或拔针后，因血液经血管壁上的穿刺孔进入静脉血管外，形成皮下血肿，肉眼可见局部瘀斑且可触及肿块。一旦确定形成了肿块，必须立即解开止血带，拔出采血针，并局部适当按压。早期可用冷毛巾湿敷，3～5min 更换一次冷毛巾，一般冷湿敷时间 15～20min，每隔 10min 查看局部皮肤情况；后期可用热毛巾湿敷，以改善血液循环，减轻炎性水肿，加速皮下出血的吸收，方法基本与冷敷相同，一般水温控制在 50℃～60℃，需防止烫伤[1]。婴幼儿、老年病人或者对温度不敏感的病人，冷敷或热敷时更需注意温度的控制，间隔10min观察皮肤情况[2]。

2.意外穿刺动脉的护理

穿刺中可见鲜红色的血液，快速的血流，采血管内的血液有节律性的搏动。如果误穿动脉，立即拔除针头，用无菌纱布或无菌棉球垂直穿刺点加压按压，局部按压至少5min或者封闭穿刺部位[3]；按压后观察穿刺点周围有无血肿、青紫等不良反应，并积极处理。

3.局部感染的护理

静脉采血后局部感染轻者可见穿刺处发红，伴或不伴肿胀、疼痛；重者可致穿刺处脓肿，引起发热，甚至导致败血症等全身感染症状，因而穿刺前应正确规范消毒，做好预防；如已发生局部感染，则加强局部消毒、观察，使用抗菌敷料，监测病人体温变化，按医嘱正确抗感染治疗。

4.神经损伤的护理

静脉采血过程中病人出现一过性或永久性穿刺侧肢体疼痛、麻木、活动障碍等症状需考虑神经损伤。如发生损伤，则立即拔针，并安抚病人，给予解释；根据情况处理，避免患肢负重，避免剧烈活动，必要时按医嘱使用神经营养药物，进行物理治疗，促进恢复。

5.疼痛的护理

正确评估病人对疼痛的耐受程度，选择合适的血管进行血液采集；如有疼痛感较强的病人应作好心理护理，分散其注意力，缩短采血时间。

6.血栓的护理

肢体局部出现疼痛、肿胀，局部皮温皮色异常，甚至臂围增粗等现象提示可能有血栓形成。一旦经B超确诊，需制动患侧肢体，请血管外科会诊，根据会诊意见进行溶栓处理，同时加强生命体征及肢体情况观察记录。

7.晕血、晕针的护理

评估采血过程中病人有无害怕、紧张、焦虑、呼吸困难等情况，重视病人主诉，一旦发生晕血、晕针现象，立即将病人抬到空气流通处或吸氧；坐位病人立即改为平卧位，以增加脑部供血；监测生命体征，口服热开水或热糖水，适当保暖，数分钟后可自行缓解；严重者按急救流程处理；老年人或有心脏病病人要注意防止发生心绞痛，心肌梗死或脑部疾病等意外。

8.止血困难的护理

采血结束按压穿刺点后仍有出血不止者，应继续压迫穿刺部位，报告医生，查找原因，关注病人凝血功能，积极止血；必要时请外科医生进行加压包扎或通过输注血浆、凝血因子等血液制品等帮助止血。

三、并发症的预防

（一）皮下血肿的预防

1.确保采血针完全刺穿静脉上侧血管壁（部分穿刺血管壁可造成血液通过针尖的斜面渗入血管周围组织）。

2.拔出采血针前松开止血带。

3.按压止血时禁止揉搓，要求垂直穿刺点按压[4]。

4.血样采集期间保持静脉采血套件的位置固定。

5.应观察停止按压后血肿的形成情况，确定静脉穿刺点已经封闭。

6.在采血区域上覆盖纱布块并适度用力包扎。

（二）意外穿刺动脉的预防

1.熟知静脉血管解剖结构，采血操作符合规范。

2.尽可能选择穿刺条件好的血管进行穿刺，如误穿动脉，积极处理。

（三）局部感染的预防

1.静脉采血应用无菌技术、执行标准预防措施、保持物品的无菌状态。

2.护士实施静脉采血过程中应戴口罩、手套。

3.操作前后都应按标准实行合格的手部清洁。

4.采血前，对于皮肤不清洁者先行皮肤清洁后，再进行消毒。

5.穿刺部位必须正确消毒，且在消毒后不能再次接触穿刺部位。

6.消毒剂自然风干后再行穿刺采血。

7.拔掉采血器隔离罩和进行血管穿刺之间的时间间隔应尽可能缩短。采血后无菌脱脂棉签或者无菌纱布必须在穿刺部位保留至少15 min[3]。

8. 采血器具一人一用，避免交叉感染的发生。

（四）神经损伤的预防

1. 在熟悉血管神经解剖知识的基础上，小心操作，进针时避免过快或过深。

2. 避免病人在采血过程中突然移动肢体。

（五）疼痛的预防

1. 在采血前做好解释工作，使病人保持平静、放松。

2. 提高静脉采血技术，缩短采血时间，减少采血失败。

3. 采血过程中，与病人适当沟通，分散其注意力。

4. 采血完毕，告知正确按压穿刺点，避免搓揉，减轻局部疼痛感。

（六）血栓的预防

1. 选择合适的采血针具。

2. 避免反复穿刺。

3. 穿刺过程中避免随意调整针头。

4. 采血后正确按压穿刺点，避免搓揉。

5. 避免穿刺后肢体活动过度。

6. 关注病人凝血功能情况，有异常应积极处理。

（七）晕血、晕针的预防

1. 采血前向病人解释采集标本的目的、方法及注意事项，消除病人的紧张情绪。

2. 选择合适的体位进行静脉采血操作，尤其是易发生晕针或晕血病人应采取平卧位采血。

3. 采血过程中，与病人适当沟通，分散其注意力。

（八）止血困难的预防

1. 了解病人凝血功能情况。

2. 选择合适的采血针具及静脉血管进行穿刺。

3. 避免反复多次穿刺损伤血管壁。

4. 采血后正确压迫穿刺点，避免发生移位；有凝血功能异常者延长压迫止血时间。

四、静脉采血其他情况的对策

（一）溶　血

1. 采血时止血带松紧应适度，避免过紧导致缺氧而发生溶血；

2. 在进行血液标本采集的过程中需要将采血针与真空管相连接，最好连接时将针头在45°方向插入真空管，血液就会缓缓流入管底，而不会垂直与管碰撞，这样就避免了因红细胞与试管底部产生撞击而导致的破裂。

3. 摇晃血液要轻，不能太过用力。

（二）血液流入不畅

1. 在采血过程中应适当转换针头方向直至血液能顺利流入采血管。

2. 采血时可轻轻按压血管的上方或让病人自己适当握拳，以增加血管的压力促进血液流出。

3. 如果完成了上述的操作但是血液仍然流入不畅，可以初步认定为真空管负压不足造成的，需要更换备用的真空管重新操作。

4. 在使用真空采血管前注意不要使试管的胶盖产生松动，避免由于负压不足而引起血流不畅。

（三）针头脱出

1. 采血中如使用较多采血管时，应对采血管进行有效固定；在更换采血管时，动作幅度要小。

2. 应采取合适的进针角度进针，如果病人的血管较深可以考虑适当加大进针角度。

3. 对于儿童或血管较细的病人，可选择其他方式采血。

（四）血液污染

1. 分离真空管前要先将采血软管屈折，防止软管中残留的血液流出，再将真空管与采血针分离，避免血液外漏，发生污染。

2. 采血完毕后先拔出穿刺针头（前针头），再拔出插入试管的针头（后针头），这样可使采血针中的血液全部流入试管中[5]。

参考文献

[1] 李小寒. 基础护理学. 5 版. 北京：人民卫生出版社，2012.

[2] 赵援，赵庆. 静脉采血拔针输液贴屈肘按压法效果观察. 临床护理杂志，2013，02：80 - 81.

[3] 巴西临床病理学/检验医学学会. 巴西静脉采血指南，2012.

[4] 林冬梅，庄丽娜，李恺欣，等. 静脉采血病人应用改良注射按压贴的效果评价. 护理研究，2011，25：2305.

[5] 刘亚珍. 真空静脉采血并发症观察及护理分析. 医学信息旬刊，2011，24（9）：4439 - 4440.

第6章
静脉采血操作的职业防护

在静脉采血操作过程中，因病人所患疾病的未知性，操作者可因自身防护不足、针刺伤或锐器伤等原因被病人的血液污染，造成职业暴露。职业暴露是指医院工作人员从事诊疗、护理等工作过程中意外被艾滋病毒、乙型肝炎病毒（乙肝）、丙型肝炎病毒（丙肝）及梅毒螺旋体等病原体感染者或感染者的血液、体液（羊水、心包液、胸腔液、腹腔液、脑脊液、滑液、阴道分泌物等）污染了皮肤或黏膜，或者被含有病原体的血液、体液污染了的针头及其他锐器刺破皮肤，有可能被病原体感染的情况。静脉采血操作存在感染多种传染病的危险，最常见的是乙型肝炎、丙型肝炎及艾滋病。

一、职业暴露的预防

坚持标准预防和安全操作是避免职业暴露、医院感染的基本保证，明确自身的免疫状况和暴露源的感染情况将有利于操作者采取及时、有效的防护措施。

（一）标准预防

接触病人的血液、体液、分泌物、排泄物等时均应视其具有传染性，须进行隔离，不论是否有明显的血迹污染或是否接触非完整的皮肤与黏膜，接触上述物质者，必须采取防护措施。既要防止血源性疾病的传播，也要防止非血源性疾病的传播；既防止疾病从病人传至操作者，又防止疾病从操作者传至病人。

1. 洗手　采血人员应使用符合《医务人员手卫生规范（WS/T 313）》规定的洗手法进行手消毒，包括操作前、更换手套之间、脱去手套后。采用流动水洗手或使用速干手消液消毒双手。

2.戴手套[1] 在进行静脉采血操作时应戴手套。 戴手套不能"防止"锐器伤害，但可减少被穿透的风险，降低血液渗透量。 对血液传播性疾病病人进行采血时必须戴双层手套。 采血人员手部有伤口时应戴双层手套。 当手套被污染、撕裂、刺破或失去防护功能时，应尽快更换。 严禁手套重复使用。

3.防护口罩、面罩及防护服[2]采血操作过程中，当可能发生血液或其他潜在污染物喷溅、洒落污染采血者面部时，应同时佩戴具有防渗透性功能的口罩、防护眼镜或面罩；当可能发生血液、体液大面积飞溅或有可能污染采血人员的身体时，还应当穿戴具有防渗透性功能的隔离衣或围裙。

（二）安全操作

1.操作前

（1）采血人员皮肤如有伤口、皮炎等，建议不应参加血源性传播疾病病人的直接护理工作。 意识不清或躁动病人视情况遵医嘱予保护固定或使用约束具。

（2）采血人员在进行侵入性操作时，应保证充足的光线。

（3）尽可能采用安全型采血针，从源头上减少锐器伤、针刺伤的发生[3]。

2.操作中

妥善固定针头，尤其是使用蝶翼式采血针采集多管标本时，宜用胶布固定穿刺针头，避免穿刺针脱出反弹刺伤操作者皮肤[3]。

3.操作后

（1）拔针后应第一时间将采血针投入锐器盒中。 使用安全型采血器时，应在拔针后立即激活安全装置。

（2）禁止折毁采血针具、用手分离使用过的针具、回套针帽，禁止徒手传递采血后针具、直接接触被血液及体液污染的针头，禁止采血后手持针具随意走动[4]。

（3）对于在采血过程中溅出、漏出至器具及衣物上的血液，应及时擦除并对污染部位进行消毒处理。

（4）锐器盒应尽可能放置在工作场所的醒目位置，且方便安全使用，锐器盒内容物超过 3/4 时及时封口、更换，严禁将锐器转存入或倒入另一容器。

（5）处理锐器盒时，严禁用手直接抓取污物，以免被锐器刺伤[4]。

（三）建立职工健康档案

1. 医务人员应在上岗前接种乙肝疫苗。若医务人员以前接受过全程乙肝疫苗接种并抗体检测表明有免疫力或具有接种的医学禁忌证的情况下，可不接种[1]。

2. 医务人员健康体检时应将血源性疾病的免疫情况，如乙肝五项、丙肝抗体、梅毒抗体等为必检项目，同时重视自身的预防接种。

3. 建立医务人员健康档案，对医务人员定期体检，重点掌握近期是否有高危职业暴露；动态观察医务人员发生职业暴露的事件，及时、妥善地做好临床处理和免疫接种；制定高危科室或人群多发职业暴露危害处理预案；定期对高危科室的医务人员职业暴露危害进行评估，及时调整防护对策，保障医务人员的身体健康及职业安全[5]。

（四）高危人群的传染病筛查

1. 临床医生接诊病人时，对怀疑有人类免疫缺陷病毒（HIV）、乙型肝炎病毒、丙型肝炎病毒及梅毒螺旋体等病原体携带及感染的高危险病人（含门诊和住院）时，应在遵循病人知情同意和自愿原则下，及时给以下病人做输血四项检查：①静脉吸毒者；②职业献血员或有危险行为的献血者；③性乱者；④接受血液透析者，或接受过输血、血制品者或接受过器官移植者；⑤曾经有过文身、文眉、穿耳环孔等皮肤黏膜损伤的人群；⑥与艾滋病毒、乙型肝炎病毒、丙型肝炎病毒感染者共用过剃须刀、牙刷者；⑦艾滋病毒、乙型肝炎病毒、丙型肝炎病毒、梅毒感染者的性伴侣；⑧使用过非一次性注射器和未经严格消毒的牙科器械、内镜，接受侵袭性操作和针刺者；⑨不明原因转氨酶升高者；⑩近 3 个月内不明原因消瘦，持续发热，腹泻不止或淋巴结肿大者[6]。

2. 对于择期进行手术、介入治疗、内镜检查、血透及其他侵入诊疗（包括胸腔穿刺、骨髓穿刺等）的病人，手术前要进行输血四项检测，麻醉科医生在术前查房时要检查病人是否检查输血四项，如为 HIV、乙型肝炎病毒（HBV）、丙型肝炎病毒（HCV）或梅毒阳性病人要及时告知参与手术的医生和护士；对于急诊手术，主管医生要检测输血三项（快速检验 HIV、HBV、HCV）。检验科工作人员尽快安排检测，检测阳性结果按危急值进行报告。结果报告给相应科室的科主任、护士长或主管医生，同时报告医院感染控制管理科（简称院感科）。

二、职业暴露的处理

（一）现场处理措施

1. 皮肤黏膜和角膜被污染　皮肤若接触到血液后应立即用肥皂液和流动水清洗污染的皮肤，若病人的血液、体液进入到眼睛、口腔时应迅速用大量清水或生理盐水反复冲洗黏膜。

2. 如有伤口，应当在伤口旁端轻轻挤压，尽可能由近心端向远心端离心方向挤出损伤处的血液，再用肥皂液和流动水进行冲洗，禁止进行伤口的局部挤压。

3. 受伤部位的伤口冲洗后，用消毒液如 75% 乙醇或者 0.5% 碘附进行消毒，并包扎伤口；被暴露的黏膜，反复用生理盐水冲洗干净。

（二）暴露评估

工作人员发生职业暴露后，院感科和医务人员所在科室对其暴露的级别和暴露源的病毒载量水平进行评估和确定。

1. 暴露程度的分级[2]

职业暴露级别越高致病危险性越大。艾滋病病毒暴露级别分为 3 级，发病危险性依次增大。

（1）一级暴露：暴露源为体液或含有体液、血液的医疗器械、物品；暴露类型为暴露源沾染了不完整的皮肤或黏膜，但暴露量小且暴露时间较短。

（2）二级暴露：暴露源为体液或含有体液、血液的医疗器械、物品；暴露类型为暴露源沾染了不完整的皮肤或黏膜，暴露量大且暴露时间较长；或暴露类型为暴露源刺伤或割伤皮肤，但损伤程度较轻，为表皮擦伤或针刺伤（非大型空心针或深部穿刺针）。

（3）三级暴露：暴露源为体液或含有体液、血液的医疗器械、物品；暴露类型为暴露源刺伤或割伤皮肤，但损伤程度较重，为深部伤口或割伤物有明显可视的血液。

2. 接触源的病毒载量水平越高致病危险性越大。艾滋病的病毒载量水平分为接触源不明、轻度和重度 3 种类型[2]。

（1）不能确定暴露源是否为 HIV 阳性者，为暴露源不明型。

（2）轻度类型：经检验，暴露源为 HIV 阳性，但滴度低、感染者无临床症状、CD4 计数正常者。

（3）重度类型：经检验，暴露源为 HIV 阳性，但滴度高，感染者有临床症状、CD4 计数低者。

（三）预防性用药

针对不同暴露源，在留取血液标本后，应该尽早采取血清学病毒抗原、抗体检测及预防性用药。

1. 如疑为梅毒螺旋体暴露，则在 24h 内抽血查输血 8 项检测，同时预防性注射长效青霉素[7]，分两侧臀部肌内注射，每周 1 次，连用 3 周[8]。

2. 如疑为乙型肝炎暴露，则在 24h 内抽血查输血 8 项检测。暴露者乙肝抗体为阴性，则在 24h 内注射乙肝免疫球蛋白和（或）接种乙肝疫苗[9]。接种后乙型肝炎表面抗体（HbsAb）滴度 >10mU/ml，无需处理。

3. 如疑为丙型肝炎暴露，则在 24h 内抽血查输血 8 项检测，密切观察并定期检测 HCV RNA，随访 16 周，一旦检测出 HCV RNA，建议开始抗病毒治疗[10]。

4. 如疑为 HIV 暴露，则在 2h 内抽血查输血 8 项检测，同时判断发生暴露源的病毒载量水平和暴露的严重程度。

（1）预防性用药在发生 HIV 职业暴露后尽早开始，最好在 4h 内实施，最迟不得超过 24h，即使超过 24h，也必须实施预防性用药。

（2）发生一级暴露且暴露源的病毒载量水平为轻度时，可以不使用预防性用药。

（3）发生一级暴露且暴露源的病毒载量水平为重度、发生二级暴露且暴露源的病毒载量水平为轻度、发生二级暴露且暴露源的病毒载量水平为重度、发生三级暴露且暴露源的病毒载量水平为轻度或者重度时，使用齐多夫定片，拉米夫定片，洛匹那韦利托那韦片（克力芝片）。

（4）暴露源的病毒载量水平不明时，可以使用齐多夫定片，拉米夫定片，克力芝片。

（四）追踪监测

1. 对职业暴露人员进行监测。监测内容包括：职业暴露发生日期和详细时间、暴露者的基本资料、暴露源的资料、暴露方式、关联操作、伤害的情况、是否有保护性措施、是否规范操作等。监测步骤：发生职业暴露时，即刻处理局部，其后报告院感科、医务科，填写《医务人员职业暴露登记表》，专家评估风险决定是否进行预防用药，定期追踪检测。

2. 进行监测数据收集、统计分析及反馈。院感科指导医务人员填写及收集《医务人员职业暴露登记表》，定期对职业暴露的人群分类、暴露原因、暴露后处理局部的技能、后续处理的知识以及处理的及时性和效果进行汇总分析，并将监测结果反馈临床。

3. 制定干预措施。依据监测结果分析造成职业暴露的危险因素，制定职业暴露防护标准操作规程，加强对医务人员职业暴露知识的培训，强化医务人员防范意识，严格执行"标准预防"措施，加强安全操作技能训练、规范操作行为，对违反操作造成其他医务人员职业暴露的人员给予相关处罚。

4. 评价监测效果。整个监测过程中及时评价监测效果，肯定取得的成绩，查找存在问题，不断改进干预措施，持续质量改进，最终达到降低医务人员职业暴露发生率的目的。

5. 在发生职业暴露后，在暴露后的第 4 周、第 8 周、第 12 周及 6 月时对 HIV、乙型肝炎病毒、丙型肝炎病毒等抗体进行检测，对服用药物的毒性进行监控和处理，观察和记录 HIV、乙型肝炎病毒、丙型肝炎病毒感染及梅毒感染的早期症状等[11]。

参考文献

[1] 中华人民共和国卫生部. 血源性病原体职业接触防护导则，2009.

[2] 中华人民共和国卫生部. 医务人员艾滋病病毒职业暴露防护工作指导原则（试行），2004.

［3］钱云,袁素娥,李春辉,等.护理人员采血环节血源性病原体职业暴露监测.中国感染控制杂志,2014,13(8):490－492.

［4］冯卫,邱淑华.采血护士职业暴露的原因分析及防护对策.护士进修杂志,2012,27(13):1177－1178.

［5］姜红,胡兰,王晓波.医务人员职业暴露的危害及其防护.中国医院管理,2006,26(7):53－55.

［6］张锡敏,刘晗,纪蓉蓉,等.针刺伤所致采血人员血源性传播疾病的预防.继续医学教育,2010,03:85－88.

［7］马淳,秦迎.2009－2012年医院护理人员血源性职业暴露现状分析.中国科技信息,2013,21:203－204.

［8］张守用.职业暴露前、后预防与局部正确处理对减少感染发生的作用.中国地方病防治杂志,2014,S1:341－342.

［9］陈红岩,唐玉分,武春娟.40例手术室人员乙型肝炎病毒职业暴露分析与对策.西部医学,2010,5(22):957－958.

［10］文丽,楚雄.35例感染科工作人员血源性疾病职业暴露后的处理.华北煤炭医学院学报,2008,3(10):251－252.

［11］张福超.艾滋病职业暴露的预防与控制.中国医药指南,2014,12(19):383－384.

第 7 章
静脉血标本的质量管理

血液检验是临床最为重要和普及的检验项目之一，检验结果对于临床医生在诊断疾病及评价治疗效果等方面有极其重要的作用。而标本的质量是确保检验结果正确和可靠的前提。据报道，血标本在分析前产生的误差占总误差的46%～68.2%。因此，静脉血标本分析前的质量管理是检验质量保证体系中最重要、最关键的环节。

一、质量管理体系的构建

血标本分析前环节众多，参与人员复杂，其环节包括标本采集、转运、接收、前处理及检测前保存等，参与人员包括病人、临床医生、护士、标本运送人员、检验人员等。因此，要全面提高标本质量，就要求临床医护人员与检验人员有效合作，共同建立完善的质量管理体系，确保检验结果的准确性和有效性。

（一）制定文件体系与操作流程

1. 制定检验室质量管理组织结构图，明确责任人及工作分工。

2. 制定《实验医学服务指南》，为服务对象提供实验室的基本信息，包括实验室名称、实验室地点、实验室工作时间、实验室联系方式、检测部门分类及工作内容等。

3. 建立血液样本采集与检测的标准操作流程，并以此为依据对临床工作人员及实验室样本收集人员进行培训，要求所有员工按照标准化的程序规范自己的操作。

（二）人员的培训与评估

1. 分析前质量控制从医生开具检验申请单或电子医嘱开始，因此加强对临床医生的培训，确保检验单信息完整有效是保证血标本质量的前提。

2. 加强对病人的培训，确保病人能够认真执行医护人员交代的相关注意事项，避免因自身情况而导致标本不合格。

3. 加强对标本采集人员的培训，使采血人员建立无菌观念、明确血液标本采集的技术规范及紧急事件的处理措施等，为临床实验室提供合格的血液样本。

4. 加强对标本运送人员的培训，确保标本运送人员能明确标本运送的重要性，并且能迅速、准确识别标本类型，掌握标本储存和运送的要求。

5. 加强对标本处理人员的培训，使他们能够正确识别标本接收、退回和拒收标准，保证检验结果的可靠性和准确性。

6. 建立考核制度，所有参与标本处理的工作人员，在培训完成后，都应进行相应内容的考核，考核合格后方可上岗。

（三）跨部门合作建立沟通与反馈平台

1. 检验科专家定期主动到临床科室开展检验质量管理及被拒样本分析等相关讲座及案例分析，以多种形式加强与临床的交流。

2. 检验科每月对送检血标本的质量分病区进行统计，并将相关数据反馈给护理部。

3. 护理部根据检验科反馈数据，了解每个病区当月血标本质量存在的主要问题及产生的原因，并定期在护理质量沟通会上进行讨论，提出整改方案，由护士长负责各病区具体整改措施的落实。

二、静脉采血阶段

（一）穿刺前质量管理

1. 确保检验申请单信息完整，避免错填、漏填。

2. 正确粘贴采血条码标签，确保标签牢固、平整无皱褶。

3. 病人需按照检验要求提前在饮食、药物使用、体位、采血时间等方面做好准备。

4. 根据医嘱及病人情况合理选择采血器具。

5. 正确选择采血部位，避免在病人输液同侧肢体、肝素帽或留置针管路处直接采集样本，以免影响检测结果。

6. 了解病人生理状况，记录任何可以造成实验室结果变异的情况，确保正确地进行结果判断。

（二）穿刺中质量管理

1. 严格核对病人信息，避免错误标本的发生。

2. 严格无菌操作规范，避免标本污染的发生。

3. 采血技术规范、进针角度合适。

4. 正确使用止血带，避免止血带使用时绑扎时间过长或绑扎过紧。

5. 按照推荐的采血顺序采集标本。

6. 注意采血速度，避免产生气泡及标本溶血的发生。

7. 持续采样直到真空耗尽血流停止时拔管，采血后完成建议次数的颠倒混匀。

8. 若采血区域温度超过 22℃，应立即将标本转移至采血区域以外，避免温度过高导致某些检测项目变性。

（三）穿刺后质量管理

1. 待标本静置后护士应肉眼观察有无标本发生溶血。

2. 血标本采集后应做好登记并及时通知运输人员在规定时间内送检标本。

3. 负责运送标本的工人接收标本后应在病区的《检验标本登记本》上填写接收时间、标本数量、送检地点，与护士确认无误后双签名。

三、血标本的运送

标本正确采集并登记后，应在规定的时间和温度范围内，根据需要使用适宜的保存剂和(或)添加剂，采用密闭容器尽快地安全运送到实验室进行检验。血液标本从采集后到送送到实验室前的质量控制影响医学检验结果的准确性、可靠性，只有正确规范、及时、安全地做好血液标本的运送，才能有效减少检验结果的误差，提高检验结果的质量，为临床的诊断治疗提供有效的依据，降低医疗护理风险。

（一）标本运输的质量管理

1. 血标本应在规定时间内送至适当的实验室进行分析。

2. 应将标本装入贴有生物安全标识的密闭容器中送检，途中避免摇晃、震荡。

3. 运输过程中应保证采血管的密封性，将采血管保持在竖直、管塞向上的位置。

4. 标本包装：①院内运输至少是二层包装；② 院间运输应是三层包装；③ 感染性物质运输需三层包装。

5. 除非样品需要冷藏，否则应在室温下运输标本。

6. 特殊检测项目（如儿茶酚胺、血氨、促肾上腺皮质激素、乳酸、丙酮酸等）需要2℃～8℃低温或冰浴送检。

7. 运输含光敏感性血样标本时（如维生素 A 和 B_6、β 胡萝卜素和卟啉等），应用铝箔、棕色样品容器或同类产品避光保存标本。

8. 血液标本应与痰标本、体液标本等分开放置，以避免标本间的交叉污染。

9. 标本需从遥远采集地点送至检测地点时，应在采血中心离心样品，分离血清／血浆和细胞后再送检，确保被测标本的稳定性。

10. 对于疑有高致病性病原体标本，应按《病原微生物实验室生物安全管理条例》的相关要求运送，应当由不少于 2 人的专人护送，并采取相应的防护措施，确保所运输的高致病性病原体标本的安全，严防发生被盗、被抢、丢失、泄漏事件。

（二）不同运输方式对标本质量的影响

1. 手持运输：血液标本采集后原则上都应由接受过相关培训、具备一定专业知识的人员运送，运送人员需掌握运送途中的安全措施，确保自身、他人安全和不污染环境，若发生意外时有紧急处理措施。保证标本及时送至目的实验室。送往院外的血标本更应由经过专门培训的人员进行运送交接可避免搅动标本，减少标本的气泡，对血气、pH 以及其他一些项目的检测结果影响小，所以在可能的情况下，尽量采用手持运输标本。

2.气动运输：有条件的医院采用专用的气动物流运输系统，使血标本能更快捷地送送到目的实验室，节省人力资源。但有些血标本[对送送温度有特殊要求：必须保持体温的样本（冷球蛋白和冷凝集素）或需冰浴送检的样本] 不适用于气动导管运输系统。另外，标本在运输过程中可造成标本的剧烈震荡，显著影响氧分压（PO_2）结果。同时，对于会受红细胞膜完整性影响的检测如乳酸脱氢酶、钾、血浆血红蛋白和酸性磷酸酶等也会产生较大影响。

3.快递运输：快递运输是将标本从较远采血点运输至检测实验室的快递服务。这种运输方式应特别注意包装和运输的温度条件，尤其是温度过高过低会对很多检测项目的结果产生影响。

（三）标本运送流程

1.人工运送

（1）普通血标本：护士留取标本后，根据检验地点将标本分类装入适当的生物危险品处理袋或容器中并封口，包装外张贴标签（标签内容包括检验地点、标本数量、送检病区、日期），填写《检验标本交接登记本》，与定时巡收的运送员交接标本，双方确认签名；运送员将标本送到检验科后与检验科人员交接标本并签名确认，确保标本不漏送，不错送。

（2）如果标本需加急送送，病区采集标本后立即打电话给运送调度中心，中心派员收取标本，核对登记标本后送到实验室并登记时间、反馈。特殊标本如血气分析等需 10min 内送达。

2.气动物流传送

护士留取标本，分类打包，将需要发送的血标本包及标本清单放入传输瓶内，检查传输瓶有无物品漏出及晃动，瓶锁是否扣紧，将传输瓶放到传输架，选择发往的目的地地址，确认无误后按发送键发送。

3.人工运送标本的容器

为了避免标本在运送过程中发生丢失、污染、过度震荡、容器破损以及高温、低温或阳光直射等使标本变质等情况，运送时需使用专用的密封箱安全运送。运送箱要求密闭好，能够避光、防水、防漏，箱内最好有泡沫海绵，有效缓冲震动。 防止震摇可避免蛋白失活或由于标本中的泡沫使血小板活化。在运输过程中保持采血管竖直、管塞向上。 这样有利于完全凝血，减少采血管内容物的混合，降低溶血的可能性。 应始终密封采血管，若取下管塞某些检测的结果可能会不准确，因为二氧化碳损失会导致样本 pH 上升（如 pH 上升又导致离子钙下降和酸性磷酸酶下降，影响结果的准确性）。 对于需要避免接触人造光或日光（紫外线）的标本如维生素 A 和 B_6、β 胡萝卜素和卟啉，无论时间长短，均应避免接触。

4.标本运送的时间

标本在采集后应及时送检，不可放置过久。 一般检验标本在采集后送至检验科的时间应控制在 1h 以内，若放置时间过长，未及时送至实验室，或未进行正确的处理，可能对某些检测结果（如血糖、某些酶类和凝血的检测等）有影响。 不同标本送检时间要求如表 7.1。

表7.1 不同标本送检时间

送检时间	送检标本
采样后须立即送检的常规项目	血氨、血气分析、乳酸以及各种细菌培养，特别是厌氧菌培养
采样后 2h 内送检的常规项目	血糖、电解质、血液和（或）体液细胞学、凝血酶类测定等
	各种蛋白质、色素类、激素类、脂类、酶类、抗原、抗体测定等

采样后 2h 以上才能送检者，则需对标本采取必要的保存手段：对血糖或乳酸可直接分离血清和（或）血浆后冷冻保存等。

5.运送人员的防护

（1）普通标本

运送人员在拿取标本时必须戴防护手套，接触标本后，按要求彻底清洗双手，防止污染。

（2）高危标本

运送疑似高致病性病原微生物菌（毒）种或样本，容器或包装材料符合防水、防破损、防外泄、耐高温、耐高压的要求，并应当印有卫生部规定的生物危险标签、标识、运输登记表、警告用语和提示用语。 根据传播途径方式选择合适的生物安全防护措施如：口罩、帽子、手套、防护服、护目镜、鞋套等。

6.运送血标本的温度要求

除非样品需要冷藏，否则应在室温下运输样品。 如血小板功能测定，低温会使血小板激活，黏附、聚集能力增加或有自发性聚集，故切忌放入冰箱。CLSI 推荐当标本采集处温度超过 22℃ 时，应尽快将标本进行转运，避免某些分析物遭到破坏。 某些检验项目需要冰水环境运输，如儿茶酚胺、氨、乳酸、丙酮酸盐和胃泌素等，采集后将其立即放置在冰水混合物中，确保冷介质和样品之间的良好接触，实现充分冷却，不可用大冰块来取代冰水，因为冰块与样品之间的接触不充分。 但要避免样品直接接触冰，因为过低温度可导致溶血。

7.标本渗漏的处理

所有病人的血液标本都应被认为是具有传染性。

（1）人工运送血标本过程中如发生渗漏，应小心清除溢出物：

· 戴好手套。

· 用布或纸巾覆盖并吸收溢出物。

· 向布或纸巾上倾倒消毒剂，消毒范围包括其周围区（通常可用含氯消毒剂）。

· 使用消毒剂时，从溢出区域的外围开始，朝向中心进行处理。

· 经约 30min 后，清除这些物质。 如果现场有碎玻璃或其他锐器，则用畚箕或硬质纸板收集并将其存放于防刺穿容器内以待处理。

· 对溢出区进行清洁和消毒（如有必要，重复第 2～5 步）。

· 将受污染的材料置于防漏、防刺穿的废弃物处理容器内。

· 经成功的消毒后，向主管机构通报溢出事件，并说明已经完成现场清除污染工作。

（2）气动物流系统运送中标本泄漏的处理流程：

· 取出标本，仔细确认发送瓶里有没有被污染。

· 取出瓶里的海绵垫，用 0.05% 的健之素消毒剂浸泡 30min 后用清水清洗干净晾干备用，发送瓶内壳用 0.05% 的健之素消毒剂擦拭。

·视情况更换相应试管重新留取标本。

·做好病人及家属的解释工作，并取得理解及配合。

四、血标本的接收

为了提高标本质量，减少不必要的重复检测，实验室应制定标本接收流程和有关接收或拒收原始标本的标准，交接环节中的双方需严格落实交接制度，认真核对标本的项目、数量、质量，核对无误后需在交接登记本（或清单）上签名确认。有条件的医院，标本的每个交接环节均可由条码扫描器通过判读容器上的条形码来确认，验证交接者的身份，准确记录每个交接环节的时间。并在样本核收时按照标准对样本进行逐一检查，确定样本是否合格。

（一）血标本接收流程

1. 接收标本时，视所有标本都有感染性，工作人员应做好标准预防。

2. 接收标本时，应检查标本质量，如试管正确使用，有无溶血、凝血等。

3. 认真核对病人登记号、姓名、性别、年龄、标本数量及种类是否正确。

4. 核查标本采集时间，检查从采集到接收标本之间的间隔时间是否符合相关规定。

5. 确认所有信息无误后，工作人员需填写《外送标本接收记录》，并与标本运送人员核对无误后双方签名确认。

（二）标本拒收标准

1. 未正确使用抗凝剂的标本。血常规、凝血常规、血沉及其他需要抗凝且有严格抗凝比例要求的检测项目，未严格按照检验要求的抗凝比例采集，采血量过多或过少；或因样本采集不顺利、采集后混匀不完全等原因导致标本凝集而不能进行检测的，均会影响检测结果。

2. 严重溶血及静脉营养时严重脂血影响检测结果的血标本。当用带连接器的导管抽取血液时，可能引起细胞破裂和溶血。用小号针头（23–25号）连接附加结合器的蝶翼静脉输液器械可导致体外溶血，原因是用小号针头用力抽取血液时真空管会产生强大的拉力。采血后立即颠倒混匀采血管时如手法不够轻柔，剧烈震荡或摇晃，也会发生溶血。出现体外溶血时，某些试验结果（如血钾、某些酶类、凝血检测）可能不准确。 标本严重溶血将导致临床的生化检测结果值严重不可靠或无法测定。 高脂肪乳糜严重影响甘油三酯结果的准确性及糖代谢失常会使血糖升高。 因此在输注脂肪乳后需要5~6h完全廓清（指正常输注脂肪乳结束后6h采血样离心，观察血清浑浊度，正常的是清亮、透明的），建议脂肪乳输注8h后再采集血标本行各项血液检查，以免影响或干扰检测结果的准确性。

3. 容器有破裂现象、标本外溅等无法进行正常检验的。 采集的血标本应被装在硬度高、耐受性强、防渗漏的容器（有密封盖）进行运输。 将采血管保持在密闭的状态能消除外来物质污染样品的可能性，以及防止蒸发，避免飞溅或气溶胶产生。 如果标本容器破裂，造成标本某些成分如血浆的渗漏丢失，则对检测结果产生影响。

4. 血量不满足检验需要量的标本。 加入采血管中的添加剂量适用于一定量的血液。 若抽取的血液量低于所需血量，过量的添加剂可能对检测结果的准确性造成不良影响。 若非抗凝样本采集量过少，导致样本不能分离出足够血清而无法正常检测。

5. 已确认需要空腹抽血而未空腹的标本。 饮食对血液生化项目的影响较大，主要取决于饮食的成分及禁饮、禁食的时间，多数试验要求在采血前禁食12h。 空腹时间过长或过短均可能影响检验结果的准确性。

6. 需要特殊处理而未做到的血标本。 如运输要求、冷藏、保温、立即送检等，影响了检测结果的准确性。

7. 未做到无菌处理的各种血培养标本。 为了将皮肤菌群污染的风险降低到最低，血培养采血部位需要使用适当的消毒剂涂擦和消毒30~60s。 采血及将血液灌注到血培养瓶的全过程均要采用严格的无菌操作技术。

8. 厌氧培养标本未满足厌氧要求。 厌氧菌是对氧气敏感的一类细菌，在有氧气的环境中不能生存或生存极差，在采集厌氧菌感染的血标本时需要特别注意：①应尽量避免接触空气；②不被正常菌群污染。 采血后立即排尽注射器内的空气，将血液标本注入密封的含有厌氧培养基的无氧小瓶中，或将注射器针头插入无菌橡皮塞中以隔绝空气，运送至实验室。

9. 经核对标本的病人姓名、年龄、性别、住院号、床号及条码号等不相符者。 作为病人身份识别标志的条码信息显示不完全或缺失，或条码重复使用以及医嘱作废的样本，导致实验室不能正确识别病人身份或不能追溯到特定受检者，或检测结果无法通过医院信息系统（HIS）正常回传至临床。

10. 条形码打印不清晰，粘贴不规范等无法获取确认检验信息的。一些检验设备对标签条码粘贴有严格的要求，否则仪器无法正确确认扫描信息，标签条码位置必须粘贴正、准，杜绝斜、皱、歪现象。

11. 手写检验申请单关键信息缺失的，如姓名、性别、年龄及科别等。检验申请表应包括足够的信息以识别患者和经授权的申请者，同时应提供患者的临床资料。

（三）不合格标本的处理

1. 对空容器标本直接交运送者带回重新采样。

2. 对其他不合格标本，接收人员应在检验单上写明不合格原因，在拒收标本前，首先通知标本采集部门或个人，共同商榷标本的处置。

3. 对于其他专业组误送的标本，及时送回接收处或送至相应专业组。

4. 对不合格的标本，接收人员应按照规定妥善处理，并登记在《不合格标本处理记录》中。

（四）退回标本的处理

如标本不易获得，且符合拒收标准时，检测者可与标本采集者沟通后，对标本进行检测并做好记录。对于这种情况，应在检验报告中注明标本存在问题及对结果可能造成的影响。

参考文献

［1］World Health Organization（WHO）. WHO guidelines on drawing blood：best practices in pHlebotomy，2010.

［2］中国合格评定国家认可委员会. CNAS－CL02（ISO15189：2007）医学实验室质量和能力认可准则. 北京：中国合格评定国家认可委员会，2008.

［3］张秀明. 临床生化检验诊断学. 北京：人民卫生出版社，2013.

［4］CLIS. H11－A3 Procedures for the Collection of Arterial Blood Specimens；Approved Standard－Third Edition，Wayne，Pennsylvania，USA.

［5］陆海波,胡玲玲.护理工作对血液标本分析前质量的影响.检验医学与临床,2011,8（18）:2279 - 2280.

［6］Mohammad A. Khan,John Lee Brown,Kathryn V Logan,et al. Suture Contamination by Surface Powders on Surgical Gloves. Arch. Surg,1983,118（6）:738 - 739.

［7］曾蓉.临床成人静脉血标本采集进展.全科护理,2011,9（6）:1489 - 1490.

［8］齐子芳,任更朴.VitC 对血清钠、胆红素和血糖检测结果的干扰及原因分析.临床输血与检验,2011,13（2）:147 - 148.

［9］李英姿,温小兰,刘金国,等.药物对临床检验的影响分析.吉林医学,2013,34（18）:628 - 629.

［10］胡礼仪,徐庆雷.分析前各因素对临床生化检验结果的影响.检验医学与临床,2010,7（1）:80 - 82.

［11］靳玲玲,黄小琴.临床常用药物对实验室检验结果的干扰.医药导报,2007,26（4）:437 - 438.

［12］中华人民共和国国家卫生计生委.国家卫生计生委办公厅关于印发麻醉等 6 个专业质控指标（2015 年版）的通知.国卫办医涵（2015）252 号.

［13］中国合格评定国家认可委员会.CNAS - CL02（ISO15189:2007）医学实验室质量和能力认可准则.北京:中国合格评定国家认可委员会,2008.

［14］中华医学会检验医学分会.巴西临床病理学/检验医学学会:静脉采血指南. 第 2 版.北京:人民军医出版社,2012.

［15］府伟灵. 中国临床实验室血液标本分析前标准共识. 1 版. 北京:人民卫生出版社,2014.

［16］郭翠珍.浅谈如何正确采集静脉血标本保证检验结果的准确性.中国医药指南,2010,8（20）:172 - 173.

［17］朱仁林. 溶血对临床生化检验的影响及分析. 临床合理用药杂志,2013,6（4）:11 6 - 1 17.

［18］G Lippi,GL Salvagno,M Montagnana, et al . Quality Standards for Sample Collectionin Coagulation Testing. Seminars in Thrombosis & Hemostasis,2012,38:565 - 575.

［19］钱丽敏.ISO15189 质量体系下对标本运送人员管理的思考.检验医学与临床,2009,07:547 - 548.

［20］梁庆华、黄金、陈晖,等.临床检验科加强分析前质量管理应采取的举措.实验与检验医学,2010,8（2）:169.

［21］郭勤,段丽丽.医院外勤服务中心标本运送生物安全的管理.现代护理,2007,13（2）:2910 - 2911.

［22］谢光素. 血标本分析前质量控制的探讨. 中国卫生标准管理,2013,4(13):46 - 48.

［23］黄莺,周蕾,华爽绮,等. 血标本质量管理的方法与效果. 护理管理杂志,2011,11(10):712 - 713.

［24］中华人民共和国卫生部. 感染人类的高致病性病原微生物菌(毒)种或样本运输管理规定, 2005.

［25］中国合格评定国家认可委员会. CNAS - CL02(ISO15189:2007)医学实验室质量和能力认可准则. 北京:中国合格评定国家认可委员会,2008.

［26］边红放. 探讨脂肪乳影响凝血分析仪检测结果的准确性因素. 医疗装备,2011,24(3):89 - 90.

［27］胡丽涛,王治国. 凝血检测标本的采集、运送、处理和保存. 现代检验医学杂志,2011,26(2).29 - 31.

第8章
药物因素对静脉血检验结果的影响

对血常规检测有影响的临床药物很多，最主要包括抗肿瘤药物和抗生素类药物。绝大多数抗肿瘤药物对人体造血系统有抑制和毒害作用，可导致血细胞数量减少，如抗肿瘤药物氨甲蝶呤抑制骨髓；部分抗菌药物也存在细胞毒及骨髓抑制作用，如导致血细胞的减少。对白细胞和血小板的影响最大，特别是引起白细胞和血小板的减少（表8.1）。

（一）药物引起白细胞减少

药物引起白细胞减少发生的机制一般可分为免疫性和非免疫性两个方面。免疫性主要是药物与血浆蛋白结合后成为全抗原，与相应抗体结合为免疫复合物，在补体参与下覆盖在细胞膜上，破坏白细胞。前者与用药剂量无关，后者与长期或大剂量用药有关。可引起白细胞减少的药物有如下几种。

抗生素：氯霉素、大剂量青霉素、氨苄西林、新生霉素、二性霉素 B、头孢菌素类和磺胺类药物等。

抗结核病药：链霉素、异烟肼、利福平、对氨水杨酸类等。

抗疟药：米帕林（阿的平）、奎宁、扑疟喹啉、伯氨喹和乙胺嘧啶等。

抗甲状腺药：甲巯咪唑（他巴唑）、卡比马唑（甲亢平）、丙硫氧嘧啶等。

降糖药：甲苯磺丁脲（D860）、氯磺丙脲。

降血压药：利血平、卡托普利（硫甲丙脯酸）、甲基多巴、肼苯达嗪等。

抗心律失常药：普萘洛尔（心得安）、奎尼丁、普鲁卡因胺等。

抗肿瘤药：氮芥、环磷酰胺、白消安、氨甲蝶呤、阿糖胞苷、氟尿嘧啶、长春新碱等。

解热镇痛抗炎药：吲哚美辛（消炎痛）、布洛芬、氨基比林、安乃近、阿司匹林、非那西丁、喷他佐辛（镇痛新）等。

抗精神病药：氯丙嗪、苯妥英钠、巴比妥类等。

利尿药：氢氯噻嗪（双氢克尿塞）、依他尼酸（利尿酸）、呋塞米（速尿）等。

抗抑郁症药和安定类药：地西泮（安定）、氯氮草（利眠宁）、甲丙氨酯（眠尔通）、丙米嗪、氯米帕明（氯丙米嗪）等。

抗组胺药：苯海拉明、异丙嗪等。

（二）药物引起血小板减少

药物引起血小板减少的机理主要有两个，一是干扰细胞 DNA 合成，使骨髓生成血小板的功能受到影响，如化疗药物；二是产生药物相关抗体，破坏血小板，如氨苄西林。下列这些药物，都可引起血小板减少。

抗生素：氯霉素、磺胺药、氨苄西林等。

抗结核病药物：利福平、吡嗪酰胺、对氨基水杨酸等。

解热镇痛抗炎药：消炎痛、保泰松、阿司匹林等。

抗甲状腺药：他巴唑、甲亢平等。

降糖药：氯磺丙脲、甲苯磺丁脲（D – 860）等。

抗癫痫药及镇静安眠药：苯妥英钠、巴比妥类、氯丙嗪等。

利尿剂：双氢克尿塞、速尿等。

心血管药物：地高辛、奎尼丁等。

抗肿瘤药：环磷酰胺（CTX）、氨甲蝶呤（MTX）、5 – 氟尿嘧啶、阿糖胞苷、依托泊苷（VP16）等。

表8.1　常见药物对血常规检查的影响

项目	增高结果的药物	降低结果的药物
红细胞	无	大剂量维生素 A、抗肿瘤药、雌激素类药物
白细胞	β – 内酰胺类药物	解热镇痛抗炎药、抗风湿药、抗精神病药、抗菌药、抗结核病药、抗肿瘤药、抗甲状腺药、抗心律失常药、降糖药

续表8.1

项目	增高结果的药物	降低结果的药物
血小板	β - 内酰胺类药物、氨基糖苷类、非诺贝特等	抗生素、抗结核病药物、解热镇痛药、抗甲状腺药、降糖药、抗癫痫药及镇静安眠药、利尿剂、心血管药物、抗肿瘤药物等
血红蛋白	无	抗生素、抗肿瘤药物、解热镇痛类药物、心血管药物、抗病毒药物等
嗜酸性粒细胞	磺胺类、喹诺酮类、抗分枝杆菌药、哌拉西林[21]	无

二、药物对凝血试验的影响

凝血试验是临床上常用的检测项目，但其试验结果易受多种药物的影响，常见的影响抗凝药物如下。

1. 肝素作用于凝血酶和 Xa 因子，有抑制凝血功能的作用，使活化部分凝血活酶时间（APTT）延长，临床常用检测 APTT 来判定肝素抗凝是否有效。

2. 华法林、香豆素类抗凝药，适用于长期持续抗凝的患者，华法林通过拮抗维生素 K，抗血小板聚集达到抗凝的效果，其可使凝血酶原时间（PT）延长，PT、国际标准化比值（INR）也是临床监测患者抗凝是否有效的重要手段。

3. 尿激酶和链激酶等可促进纤溶功能，β - 内酰胺类抗生素可降低凝血酶原水平，使 PT、APTT 延长。

4. 口服避孕药会使血小板黏附、聚集功能及 I、II、VII、VIII、IX、XII 等因子活性明显升高，剧烈运动或输注肾上腺素时，VIII 因子活性会快速上升，月经期纤溶活性明显升高。

5. 巴曲酶具有分解纤维蛋白原、抑制血栓形成作用。 使用巴曲酶可使纤维蛋白原含量下降。

6. 阿司匹林、双嘧达莫（潘生丁）等药物能抑制血小板聚集。

三、药物对生化项目检测结果的影响（表8.2）

（一）抗生素药物

1. 青霉素类药物可引起丙氨酸转移酶（ALT）升高，大剂量青霉素可引起天门冬氨酸氨基转移酶（AST）降低[1]。

2. 头孢菌素类药物可引起碱性磷酸酶（ALP）升高。

3. 青霉素类、头孢菌素类药物可引起尿酸（UA），血肌酐（Cr）升高。Cr升高的机制是头孢菌素类药物可使血Cr比色测定时的最大吸收峰由505nm变为535nm从而干扰肌酐测定，且药物的量与肌酐的正误差呈正相关。

4. 氨基糖苷类药物可引起ALT、AST、总胆红素（TBIL）升高，尿素氮（BUN）、三酰甘油（TG）降低[2]。

5. 大环内酯类药物可引起ALT、AST、TBIL、ALP、淀粉酶（AMY）升高，胆固醇（TC）降低。

6. 磺胺类药物可引起ALT、AST、TBIL、BUN、UA升高[3]。

7. 利福平可引起TBIL、AST、AMY升高。

（二）镇痛消炎药物

1. 解热镇痛类药物可引起ALT、AST、TBIL、谷氨酰转移酶（GGT）、ALP、BUN、Cr、血糖（GLU）、TC、乳酸脱氢酶（LDH）、AMY升高，白蛋白（ALB）、高密度脂蛋白（HDL）、肌酸激酶（CK）降低。GLU升高的机制是增加和加快类固醇的吸收和释放，抑制三羧酸循环，导致血液内葡萄糖的浓度升高，AMY升高是因为保泰松是解热镇痛药，用于风湿性和类风湿性关节炎以及痛风等，该药可使AMY升高。

2. 阿片碱类镇痛药，如吗啡、盐酸哌替啶、消炎痛片是消炎镇痛抗炎药，用于类风湿性关节炎，该药干扰使AMY检测结果升高；BUN、Cr升高的机制是吲哚美辛中的环氧合酶抑制剂会影响生化检验的结果[4]；布洛芬等使胆总管开口处的奥迪括约肌发生扩张，有利于胆总管排出胆汁，导致检验中AMY和脂肪酶（LIPA）含量明显升高，在用药后4h内影响最大，24h后消失。低浓度阿司匹林可引起UA升高，高浓度阿司匹林可引起UA降低。

3. 水杨酸类药物可引起 TBIL、UA 升高，对氨基水杨酸钠可引起 ALP 升高。

（三）激素类药物

1. 口服避孕药可引起 ALT、GGT、TC、TG 升高[5]。

2. 甲状旁腺素药物可引起 ALP、GLU 升高，TC 降低。

3. 孕激素可引起 TBIL 升高。

4. 雌激素可引起 TBIL 升高。

5. 肾上腺素可引起 TC、TG、TBIL 升高[6]，血钙、血磷降低。 钙、磷降低的机制为肾上腺素减少钙、磷的吸收，且排出量增加，故血钙、血磷偏低。

6. 肾上腺皮质激素 UA 、Cr、GLU、血钾降低[7]，糖皮质激素会使 TC 结果升高。

7. 黄体酮使 AST 检测结果降低。

8. 甲睾酮、炔诺酮使 LDH 升高。

9. 皮质类固醇，如泼尼松（强的松）、地塞米松等糖皮质激素、促肾上腺皮质激素可引起 AMY 升高。

（四）利尿药物

1. 噻嗪类利尿药会使血钙、UA、GLU、TC、AMY 升高，钾降低。 钾降低是由于对肾脏的保钠排钾作用，可使血液中的钾离子含量明显降低，故对血液电解质（尤其钾）化验结果有一定的影响。

2. 氨苯蝶啶会使血甲升高，AMY 降低，AMY 降低是因为碘 – 淀粉比色法的检测原理决定的，血清中 α – 淀粉酶催化淀粉，产生葡萄糖、麦芽糖及 α –1,6 糖苷键支链的胡精，在底物充分的条件下，反应后加入碘液，与未水解的淀粉结合成蓝色复合物，酶活性越高，所显蓝色越浅，此种改变在适当范围内符合比尔定律，故酶活性可比色测定。 服用氨苯喋啶后使尿呈绿蓝色，并有蓝色荧光，干扰淀粉酶检测，使结果偏低。

（五）抗肿瘤药物

1. 环磷酰胺类药物可引起 TBIL 升高。

2. 阿糖胞苷可引起 ALT、AST 升高。

3. 磺酸类烷化剂如白消安（马利兰）可引起 UA 升高。

4. 奥沙利铂、卡铂、厄洛替尼、吉非替尼、伊马替尼、达沙替尼会使 TG 的结果升高。

5. 抗叶酸类抗肿瘤药如氨甲蝶呤使 LDH 升高。

（六）降糖药

1. 氯磺丙脲可引起 ALT、AST 升高。

2. 米格列醇可引起铁、胰岛素、血钾降低。

3. 苯乙双胍（降糖灵）会使 HDL、AMY 下降。

（七）降压类药物

1. 胍乙啶可引起 BUN 升高[8]。

2. 苯磺酸左旋氨氯地平及苯磺酸氨氯地平可引起血钙、血磷升高，两种药物存在钙离子拮抗作用等药理情况。

3. 苯磺酸左旋氨氯地平及苯磺酸氨氯地平可引起 Cr 降低，机制为右旋体成分与检测方式形成化学反应。

（八）抗癫痫药物

抗癫痫药（苯巴比妥、苯妥英钠、卡马西平、丙戊酸钠）可引起 ALT 升高[9]。苯巴比妥可引起 GGT 升高，苯妥英钠可引起 GGT、TC 升高，左旋多巴可引起 TBIL 升高。

（九）抗精神病药物

1. 氯丙嗪可引起 UA 降低，AST、TC 升高。

2. 三氟拉嗪可引起 AST 降低。

（十）维生素类药物

1. 维生素 C 可引起 AST 升高，UA、LDH、CK、TC、GLU 降低。

2. 维生素 D 可引起血钠、血氯、HDL 升高。

3. 维生素 E 可引起 HDL、TG 结果升高。

4. 维生素 A 可引起 TG 结果升高。

5. 维生素 B_6 可引起 TG 结果降低。

6. 烟酸可引起 TC 结果降低。

（十一）其他

1. 氯醛衍生物类药物：水合氯醛可引起 BUN 升高。

2. 茶碱类药物：茶碱类可引起 UA 升高。

3. 抗凝血药物：双香豆素可引起 UA 降低，枸橼酸盐钠可引起血氯降低。

4. 氯化铵可引起总蛋白（TP）降低。

5. 酚磺酞可引起 TP 升高。

6. 抗心律失常类药物可引起 ALT、AST、TBIL 升高。

7. 氯贝丁酯可引起 TP 升高。

8. 抗结核病药可引起 ALT、AST 升高，异烟肼可引起 ALP、TBIL 升高。

9. 甲基多巴可引起 ALP、TBIL 升高。

10. 抗甲状腺药物可引起 ALT、TBIL 升高。

11. 抗心律失常类药物可引起 AST 升高，

12. 抗休克药物多巴胺可引起 TG、HDL 的结果降低。

13. 他汀类降血脂的药物如洛伐他汀、辛伐他汀、普伐他汀、氟伐他汀，可引起 LDL 降低。

14. 考来烯胺（消胆胺）和考来替泊（降胆宁）可引起 LDL 降低。

15. 防治心绞痛的硝酸甘油可引起 TC 降低。

表8.2　药物对生化项目检测结果的影响

项目	增高结果的药物	降低结果的药物
ALT	口服避孕药、青霉素类、氨基糖苷类、大环内酯类、磺胺类、抗心律失常药、抗癫痫药、抗甲状腺药、解热镇痛类、抗结核病药、氯磺丙脲、保泰松片	无

续表8.2

项目	增高结果的药物	降低结果的药物
AST	维生素C、氨基糖苷类、大环内酯类、磺胺类、抗心律失常药、抗甲状腺药、解热镇痛药、抗结核病药、氯磺丙脲、五味子	大剂量青霉素
GGT	非那西丁、口服避孕药、苯妥英钠、苯巴比妥	无
ALP	对氨基水杨酸钠、异烟肼、红霉素、非那西丁、头孢菌素、甲基多巴、甲状旁腺素	无
TBIL	水杨酸类、利福平、孕激素、安乃近、异烟肼、环磷酰胺、雌激素、甲基多巴、左旋多巴、氨基糖苷类、大环内酯类、磺胺类、抗心律失常药、抗甲状腺药、解热镇痛抗炎药、肾上腺素等	无
TP	氯贝丁酯、酚磺酞	氯化铵
ALB	无	阿司匹林片、吲哚美辛片、保泰松片
BUN	水合氯醛、胍乙啶、磺胺类、解热镇痛抗炎药如阿司匹林、保泰松、吲哚美辛	长期使用链霉素
UA	青霉素类、磺胺类、低浓度阿司匹林、茶碱类、水杨酸钠,马利兰以及长期应用氢氯噻嗪、呋塞米、依他尼酸等利尿剂等	肾上腺皮质激素、维生素C、氯丙嗪、双香豆素、高浓度阿司匹林
Cr	解热镇痛药如阿司匹林、保泰松、吲哚美辛、安乃近、头孢菌素、甲氯芬那酸等	苯磺酸左旋氨氯地平、苯磺酸氨氯地平、肾上腺皮质激素

续表 8.2

项目	增高结果的药物	降低结果的药物
血钾	含钾类药物、氨苯蝶啶	肾上腺皮质素、利尿剂、胰岛素，氢氯噻嗪、呋塞米和利尿酸等利尿药，盐皮质激素
血钠	维生素 D、盐皮质激素	枸橼酸盐
血氯	维生素 D、盐皮质激素	枸橼酸盐
血钙	噻嗪类利尿药、苯磺酸左旋氨氯地平及苯磺酸氨氯地平	肾上腺素
血磷	苯磺酸左旋氨氯地平、苯磺酸氨氯地平	肾上腺素
Fe	无	米格列醇
LDH	安乃近、可待因、吗啡、盐酸哌替啶、氟烷、阿司匹林、合成的类固醇、甲睾酮、炔诺酮、氨甲蝶呤、普卡霉素、铜盐、氨苄西林、呋喃咀啶、磺胺甲氧嗪、双香豆素、奎尼丁、氯贝丁酯、左旋多巴等	维生素 C、草酸盐
LDH-1	安乃近、可待因、吗啡、盐酸哌替啶、氟烷、阿司匹林、合成的类固醇、甲睾酮、炔诺酮、氨甲蝶呤、普卡霉素、铜盐、氨苄西林、呋喃咀啶、磺胺甲氧嗪、双香豆素、奎尼丁、氯贝丁酯、左旋多巴等	无

项目	增高结果的药物	降低结果的药物
α－羟基丁酸脱氢酶（α－HBDH）	安乃近、可待因、吗啡、盐酸哌替啶、氟烷、阿司匹林、合成的类固醇、甲睾酮、炔诺酮、氨甲蝶呤、普卡霉素、铜盐、氨苄西林、呋喃咀啶、磺胺甲氧嗪、双香豆素、奎尼丁、氯贝丁酯、左旋多巴等	无
CK	无	安乃近、维生素 C
CK-MB	无	安乃近、维生素 C
AMY	氢氯噻嗪、氯噻酮、速尿、泊利噻嗪、异烟肼、利福平、对氨基水杨酸钠、强的松、地塞米松、皮质类固醇、促肾上腺皮质激素、糖皮质激素、硫唑嘌呤、四氯化碳、乙醇、盐酸哌替啶、镇痛新、吗啡、可待因、阿片全碱、醋甲胆碱、保泰松、降糖灵、阿司匹林、消炎痛、四环素、组胺、氟化物等	柠檬酸盐、草酸盐、丙硫氧嘧啶
LIPA	吗啡、盐酸哌替啶和消炎痛、布洛芬	无
TC	口服黄体酮避孕药、溴化物、维生素 A、维生素 D、维生素 E、肾上腺素、苯妥英钠、氢氯噻嗪及解热镇痛抗炎药如阿司匹林、保泰松、吲哚美辛	维生素 C、新霉素、卡那霉素、红霉素、异烟肼、安乃近、苯乙双胍（降糖灵）、氯贝丁酯（冠心平）、复方丹参、阿魏酸钠（地奥心康）、酚磺乙胺（止血敏）、维生素 B_6、硝酸甘油
HDL	维生素 D、维生素 E、止血敏等	安乃近、苯乙双胍（降糖灵）、氯贝丁酯（冠心平）、复方丹参、阿魏酸钠（地奥心血康）；酚磺乙胺（止血敏）、维生素 B_6

续表8.2

项目	增高结果的药物	降低结果的药物
TG	硝酸甘油、氢氯噻嗪、维生素E、维生素A	安乃近、苯乙双胍(降糖灵)、氯贝丁酯(冠心平)、复方丹参、阿魏酸钠(地奥心血康);酚磺乙胺(止血敏)、维生素B_6
LDL	无	考来烯胺(消胆胺)、考来替泊(降胆宁)、洛伐他汀、辛伐他汀、普伐他汀、氟伐他汀
GLU	输入大量葡萄糖或使用利尿剂、烟酸、环磷酰胺、避孕药、右旋糖酐40、甲状腺素片、解热镇痛药抗炎等	维生素C、胰岛素、肾上腺皮质激素、左旋多巴、利血平、氯丙嗪、普萘洛尔等

四、药物对激素检测的影响

检验结果的准确性受许多因素的影响,药物因素是其中很重要的影响因素之一。药物影响检验结果的机制大致分为两个方面:一是由于药理作用而引起血液或尿液中化学成分的变化;二是药物本身或其代谢产物参与某些试验中的化学反应。影响激素类检测结果的药物主要包括以下几类:激素类药物、抗精神病药物、抗癫痫药物、非甾体抗炎药、β受体阻断剂、利尿剂、多巴胺受体激动剂、多巴胺受体阻断剂等。

(一)药物对甲状腺及甲状旁腺功能检测的影响(表8.3)

1.影响甲状腺功能检测结果的药物

(1)苯巴比妥:苯巴比妥能降低血清中甲状腺素(T_4)与三碘甲状腺原氨酸(T_3)的水平。原因可能是苯巴比妥是一种肝酶诱导剂,可以诱导肝脏微粒体混合功能酶系统,促进T_3、T_4的血浆清除率,加速T_3、T_4降解,并与葡萄糖醛酸结合,加速排泄。

(2)抗精神病药物(碳酸锂):碳酸锂因通过抑制腺苷酸环化酶而抑制

环磷酸腺苷水平，引起 T_3、T_4 降低。

（3）卡马西平、奥卡西平：一些具有肝酶诱导活性的抗癫痫药物如卡马西平、奥卡西平，可诱导肝 P450 氧化酶而加速甲状腺激素的代谢，使患者血浆 T_4 和游离甲状腺素（FT_4）浓度低于正常人水平，从而使甲状腺激素的水平降低。卡马西平也可通过影响下丘脑—垂体—甲状腺轴的激素合成，干扰甲状腺激素与甲状腺结合球蛋白的结合，或由于葡萄糖醛酸结合增加从而导致甲状腺功能减退症（简称甲减）的发生。

（4）雄激素、糖皮质激素：雄激素、糖皮质激素治疗以及低蛋白血症患者，因甲状腺激素结合球蛋白（TBG）降低，导致总 T_4（TT_4）检测结果减低。

（5）非甾体抗炎药和大剂量呋塞米（>80mg）：可以抑制 T_3、T_4 与甲状腺结合球蛋白的结合，从而导致暂时的血浆 T_4 及矶水平升高，但若长期使用该药物，将导致总 T_4 水平降低。

（6）抗甲状腺药物（ATD）：ATD 抑制甲状腺合成甲状腺激素，降低血清中 T_4 与 T_3 的水平。ATD 分为硫脲类和咪唑类，其中硫脲类包括丙硫氧嘧啶（PTU）和甲硫氧嘧啶；咪唑类包括甲巯咪唑（MMI）和卡比马唑等。PTU 具有在甲状腺及外周组织抑制 T_4 转换为 T_3 的独特作用。

（7）^{131}I：^{131}I 可以被甲状腺摄取，释放出 β 射线，破坏甲状腺组织和细胞，抑制甲状腺合成甲状腺激素，从而降低血清中 T_3 与 T_4 的水平。

（8）碘剂：大剂量的碘剂可以抑制甲状腺激素的释放，从而导致血清中 T_3 与 T_4 水平的降低。无机碘通过抑制滤泡内胶质被甲状腺细胞摄取，抑制溶酶体内甲状腺球蛋白的水解，从而抑制甲状腺激素的释放。此外，碘还可以减少已增生腺体的血液供应。

（9）雌激素、口服避孕药：甲状腺结合球蛋白是由 4 个亚基构成的酸性糖蛋白，在肝内合成，而雌激素能增加肝脏 TG 的合成，同时，雌激素所致的 TG 糖基化可使其代谢清除率减慢、半衰期延长。孕妇、口服避孕药和急性肝炎患者血浆甲状腺结合球蛋白水平可增加，从而升高 TT_4 的浓度，并且该作用与雌激素剂量呈正相关。

（10）肝素：肝素可使血浆中 FT_4 短暂上升，这是由于肝素激活了脂蛋白脂肪酶，后者可抑制甘油三酯转化为游离脂肪酸，最终在体外抑制了 T_4 与甲状腺结合球蛋白的结合。注射后 15min 达峰值，60min 恢复正常。

（11）β受体阻断剂：β受体阻断剂能抑制T_4至T_3转化，导致血T_3浓度的降低和T_4浓度的升高，但这种情况发生于大剂量时。

（12）苯妥英钠、抗结核病药利福平：苯妥英钠和利福平能加速甲状腺的代谢与消除，可能因为其能诱导肝药酶，促使T_3、T_4代谢加快，导致T_3、T_4浓度下降，促甲状腺激素（TSH）正常或轻微升高。

（13）胺碘酮：胺碘酮导致甲状腺滤泡上皮细胞中碘增加，从而抑制甲状腺的聚碘作用及甲状腺激素的合成、释放，即急性抑制（Wolff-Chaikoff）效应，胺碘酮会干扰wollf-Chaikoff效应逃逸现象，导致甲状腺激素合成及释放的减少，TSH水平持续性升高。胺碘酮分子量中含37%的碘，服用胺碘酮的大部分患者甲状腺功能均明显异常，包括T_4、TSH升高，T_3降低[11]。

（14）生长激素抑制素的类似物：能够降低TSH水平，多巴胺也能抑制TSH的合成和分泌。

（15）贝沙罗汀：贝沙罗汀主要用于治疗皮肤的细胞淋巴瘤及作为类视黄醇受体（RXR）兴奋剂。RXR是一种细胞核受体，与甲状腺激素受体（TR）在结构上类似。贝沙罗汀能够使TSH的水平下降，在停用后TSH水平又可恢复至正常水平。

（16）甲氰米胍、吗啡及二甲双胍：可引起TSH分泌减少。

（17）糖皮质激素（如氢化可的松）：可降低TSH水平，糖皮质激素是下丘脑—垂体—肾上腺轴激活的终产物，受应激作用的强烈影响，应激时糖皮质激素可在下丘脑和垂体水平抑制下丘脑—垂体—甲状腺轴功能，使TSH分泌减少。

（18）甲状腺激素制剂：甲状腺激素制剂主要包括甲状腺片、左甲状腺素（L-T_4），左旋三碘甲腺原氨酸（L-T_3）以及L-T_3／L-T_4的混合制剂，可以降低血清TSH水平，同时将已降低的TT_4和TT_3水平调节到正常范围。

2.影响甲状旁腺功能检测的药物

（1）噻嗪类利尿药：长期应用噻嗪类利尿药可引起轻度高钙血症。

（2）西咪替丁：西咪替丁可阻滞甲状旁腺激素（PTH）的合成和分泌，从而降低血钙。

（3）二膦酸钙（如帕米膦酸钠等）：二膦酸钙为骨吸收抑制剂，能够降低骨转换，虽不直接影响PTH分泌，可降低血清和尿钙水平。

（4）呋塞米：静脉滴注呋塞米可促使尿钙排出，但同时可导致镁和钾的丢失。

（5）降钙素：降钙素可抑制骨质的吸收，降低血钙。

（6）糖皮质激素（氢化可的松或地塞米松）：静脉滴注或静脉注射可降低血钙。

（7）雌激素：雌激素可降低血钙水平，并可增加腰椎和股骨颈部位的密度。

（8）雷洛昔芬：雷洛昔芬作为雌激素受体调节剂，可降低血钙水平。

（9）钙剂：口服钙剂可升高血钙，同时伴随血钙的升高，磷的肾阈值相应降低，尿磷排出增加，血磷随之下降。

（10）维生素 D 及其衍生物：维生素 D 及其衍生物可加速肠道钙吸收，升高血钙水平。

（11）镁剂：补充镁、氢化镁或硫酸镁可以升高血镁，纠正低镁血症。

（12）氢氧化铝胶体：氢氧化铝胶体可减少肠道磷吸收，降低血磷。

（13）双氢克尿噻：双氢克尿噻可减少尿钙排出，升高血钙。

表8.3 药物对甲状腺、甲状旁腺功能检测的影响

项目	增高结果的药物	降低结果的药物
TSH	甲氧氯普胺、胺碘酮、丙戊酸钠、雷洛昔芬、环丙沙星	甲氰咪胍、吗啡、贝沙罗汀、生长抑素、多巴胺、糖皮质激素类和奥曲肽、二甲双胍、甲状腺片、左甲状腺素、左旋三碘甲腺原氨酸、$L-T_3$/ $L-T_4$ 的混合制剂[26]
T_3	雌激素（口服避孕药和替代治疗）、他莫昔芬、海洛因、美沙酮、氟尿嘧啶等、肝素钠、甲状腺片、左甲状腺素、左旋三碘甲腺原氨酸、$L-T_3$/ $L-T_4$ 的混合制剂	替泊、考来希胺、苯巴比妥、利福平、苯妥英钠、卡马西平、碳酸锂、丙硫氧嘧啶、甲硫氧嘧啶、甲巯咪唑、卡比马唑、碘剂、β 受体阻断剂、胺碘酮

续表 8.3

项目	增高结果的药物	降低结果的药物
T_4	雌激素（口服避孕药和替代治疗）、他莫昔芬、海洛因、美沙酮、氟尿嘧啶、丙硫氧嘧啶、胺碘酮、普萘洛尔、肝素钠、β 受体阻断剂、甲状腺片、左甲状腺素、左旋三碘甲腺原氨酸、L-T_3/ L-T_4 的混合制剂	雄激素、缓释烟酸片、达那唑、糖皮质激素类、水杨酸盐、大剂量呋塞米、苯巴比妥、利福平、苯妥英钠、卡马西平、奥卡西平、碳酸锂、丙硫氧嘧啶、甲硫氧嘧啶、甲巯咪唑、卡比马唑、碘剂
PTH	无	西咪替丁
FT_4	肝素	环丙沙星、雷洛昔芬、卡马西平、奥卡西平
FT_3	无	环丙沙星、雷洛昔芬

（二）药物对性激素及其他激素的影响（表 8.4）

1.影响性激素检测的药物

（1）雌二醇（E_2）

· 氟维司群：西门子医疗诊断公司和罗氏诊断产品有限公司均有研究表明，氟维司琼可能导致雌二醇（E_2）检测结果假性升高。 氟维司群是一种雌激素受体拮抗剂，其以可逆方式与雌激素受体结合。 如果绝经后女性接受氟维司群治疗，患者 E_2 检测结果可能因为氟维司群药物的干扰而偏高，可能造成激素状态的误判，以及氟维司群用量的改变。

· 雌激素：绝经后药物安今益、结合型雌激素（任马雌酮）—倍美力、苯甲酸雌二醇、戊酸雌二醇等，使 E_2 检测结果升高。

· 孕激素：炔诺酮、左炔诺孕酮、甲羟孕酮、黄体酮等可下调雌激素受体，使雌激素作用减弱，加速雌激素代谢。

· 雌激素受体拮抗剂和芳香酶抑制剂：雌激素受体拮抗剂如氯米芬、他莫昔芬、雷洛昔芬，芳香酶抑制剂如来曲唑等。 雌激素受体拮抗剂与雌激素竞争受体，阻断内源性雌激素的负反馈作用，降低血中雌激素水平。 绝经后的乳腺癌患者用芳香酶抑制剂治疗后 E_2 水平会下降，停用后上升。

·达那唑：能抑制下丘脑—垂体—卵巢轴，增加体内 E_2 的代谢率，降低体内的雌激素水平。

（2）黄体酮（P）

·保泰松：治疗浓度的保泰松对黄体酮（P）检测结果有影响，导致测定值降低。

·雌三醇：雌三醇可使 P 降低，因为雌激素可促进黄体退化。

·前列腺素 F2a（PGF2a）：在黄体后期注射前列腺素 F2a 会使 P 降低，其机制为 PGF2a 抑制促性腺激素诱导的黄体酮生成。

·皮质醇：皮质醇与 P 有交叉反应，皮质醇浓度达 14.4umol/L 时存在 0.45% 的交叉反应，可使 P 升高，如地塞米松、泼尼松龙。

·羟孕酮、17 - 羟孕酮：羟孕酮、17 - 羟孕酮可使 P 升高，如黄体酮、美屈孕酮、地屈孕酮、孕烷等。

·抗精神病药物：利培酮使血清 E_2、P 升高，而阿立哌唑使血清 P 降低升高。机制可能为 5 - 羟色胺（5 - HT）系统处于紊乱状态，抗精神病药物对结节漏斗部多巴胺 D 受体的阻断作用的强度不同。

（3）促黄体生成素（LH）、促卵泡生成素（FSH）

·避孕药：类固醇激素类避孕药抑制排卵主要作用于下丘脑—垂体。合成孕激素在较大量时能有效抑制 LH 峰，单独使用时能抑制排卵；合成雌激素可抑制 FSH 峰，影响优势滤泡形成；但是如果连续口服避孕药，LH 和 FSH 可保持在正常范围内。

·溴隐亭：溴隐亭通过多巴胺受体机制和短或超短反馈途径，抑制内源性催乳素和病理性高泌乳血症下丘脑—垂体系统的负反馈作用，促进促性腺激素释放激素分泌，增加促性腺激素（Gn）释放，增高 LH 释放频率和振幅。

·促性腺激素释放激素激动剂（GnRHa）：GnRH 激动剂静脉注射后 4 ~ 6h，血浆 FSH 和 LH 浓度达到高峰，血药浓度为生理状态的 40 ~ 200 倍，雌激素升高 2 ~ 4 倍。

·人绒毛促性腺素（HCG）、人绒毛膜促性腺激素 β 亚单位测定（β - HCG）：使 LH、FSH 降低；FSH、生长激素（GH）使 LH 升高。

·雌激素受体调节剂：氯米芬增加促性腺激素 FSH、LH 脉冲释放频率和振幅，诱发 LH 高峰。

（4）泌乳素（PRL）

·溴隐亭：脑垂体微腺瘤、巨腺瘤、空泡蝶鞍综合征、闭经 - 溢乳综合征、特发性高泌乳素血症、多囊卵巢综合征、帕金森病、抑郁症等病症的治疗过程中会使用溴隐亭，由于其与下丘脑—垂体系统内多巴胺受体 D_1/D_2 结合后抑制下丘脑催乳素释放激素分泌，促进催乳素抑制激素分泌，直接抑制垂体催乳素细胞分泌泌乳素，从而使得血清泌乳素水平降低至正常或者低于正常水平。

·卡麦角林：卡麦角林和溴隐亭同为麦角碱衍生物，其对脑垂体微腺瘤、巨腺瘤、空泡蝶鞍综合征、闭经 – 溢乳综合征、特发性高泌乳素血症、多囊卵巢综合征、帕金森病、抑郁症的治疗中，对于泌乳素的降低更明显，当患者服用卡麦角林后，血清泌乳素水平需要结合其用药情况判断。

·喹高利特：喹高利物属于特异性 D_2 型多巴胺受体激动剂（非麦角衍生多巴胺激动剂），在特发性高泌乳素血症及溴隐亭抵抗病例等病症中常用，遇到此类病例时需结合其用药情况来判断检测结果是否合理。

·阿立哌唑：阿立哌唑属于第三代非典型抗精神病药物，部分性多巴胺受体激动剂，降低泌乳素效果明显，遇到此类患者时，结合病例及服药情况判断其泌乳素水平是否合理。

·多巴胺受体阻断剂：多巴胺受体阻断剂包括抗精神病药物，如氯丙嗪、舒必利、氟哌啶醇、阿普唑仑等；抗抑郁药如丙咪嗪、阿莫沙平、阿米替林、帕罗西汀等；止吐剂如甲氨氯普安等。这些药物可竞争性与多巴胺受体结合，阻断多巴胺的作用，促使泌乳素的分泌与释放。

·H_2 受体拮抗剂：中枢神经系统存在组胺受体，组胺可以促进泌乳素的释放，西咪替丁为一种组胺 H_2 受体拮抗剂，长期使用会使男性乳房发育或女性溢乳。

·多巴胺耗竭剂：抗高血压药利舍平，甲基多巴可通过耗竭多巴胺，使其对泌乳素的抑制作用降低，从而使泌乳素释放增加，长期使用会引起血泌乳素水平增高。

·类固醇激素：雌激素、孕激素可以促进垂体泌乳素释放，因此雌二醇、黄体酮、甲地孕酮、口服避孕药均可引起血泌乳素增高。

·阿片类药物：阿片类药物可以抑制多巴胺转换，促进泌乳素释放。

·异烟肼、卡比多巴：异烟肼、卡比多巴等如长期使用也引起高泌乳素血症。

（5）睾酮（T）

·睾酮制剂：睾酮制剂包括 17α – 甲睾酮和氟羟甲基睾酮、十一酸睾酮、丙酸睾酮、庚酸睾酮以及含睾酮的皮肤贴剂、含睾酮的皮肤凝胶剂（10mg/1g凝胶）等，这些睾酮制剂针对如原发性睾丸功能减退，先天性如克兰费尔特综合征、双侧隐睾症、XY型性腺发育不全，继发性睾丸功能减退，或体质性青春期延迟，男性更年期综合征其低水平的睾酮在服用上述药物后会迅速恢复到正常水平，所以检测中如遇到上述情况，需考虑其用药情况综合处理判断所出睾酮结果是否合理。

·螺内酯、酮康唑、复方口服避孕药等：这些药物都是通过抑制睾酮的生成，从而达到睾酮水平降低的目的。如螺内酯就是利用抑制 17β – 脱氢酶的活性来降低睾酮的血液浓度水平，来治疗高雄激素血症。

·糖皮质激素：糖皮质激素可负反馈抑制促肾上腺皮质素（ACTH）的分泌，从而降低血 17 – 羟孕酮和睾酮水平。

2.影响其他激素检测的药物

（1）生长激素（GH）

·重组人生长激素（rhGH）：rhGH 在临床上治疗激素缺乏性侏儒症中常用，通常送检样本会进行用药前后对比，通常用药后水平较用药前有大幅度提高。

·生长激素释放激素（GNRH1 – 44）：GNRH1 – 44 通过作用于下丘脑来提升血液中 GH 的浓度水平，用药前后的对比也比较明显。

·GH 受体拮抗剂（培维索孟）：培维索孟其用来治疗巨人症和肢端肥大症的，其机制为抑制 GH 受体二聚体和构象改变，从而阻断 GH 信号发放，减少类胰岛素样生长因子（IGF – 1）生成，但是其不能使肿瘤缩小，GH 的分泌反而会增加，所以检测中应尤其注意巨人症的治疗中 GH 反而升高与其治疗间的联系。

·溴隐亭：溴隐亭为一种多巴胺 D_2 受体激动剂，在患者中可降低血 GH、IGF – 1、PRL。

·奥曲肽：奥曲肽是生长抑素类似物，可抑制生长激素脉冲式分泌达 8h，可以降低血浆 GH 和 IGF – 1 的水平。

（2）皮质醇（F）

·口服避孕药：皮质醇结果受到血清类固醇结合球蛋白含量的影响，故在结果判断时要注意排除相关影响因素，如妊娠、服用女性避孕药或极少数先天性类固醇结合球蛋白增高的病人，可因类固醇结合球蛋白过多致血皮质醇水平增高。

·男性激素治疗及大剂量服用苯妥英钠、水杨酸等药物：男性激素治疗及大剂量服用苯妥英钠、水杨酸等药物，或肾病综合征低蛋白血症病人，可因类固醇结合球蛋白过少致血皮质醇水平降低。 这种情况下因血游离皮质醇水平正常，故临床无肾上腺皮质功能异常征象，实际上肾上腺皮质功能亦无异常。

· 多巴胺受体激动剂溴隐亭、赛庚啶、丙戊酸等：其可通过减少垂体合成 ACTH 进而降低血浆皮质醇水平。

· 阻滞肾上腺皮质激素合成的药物及类固醇合成抑制剂：酮康唑、美替拉酮、米非司酮、甲吡酮、氨鲁米特、曲洛司坦、依托咪酯等药物可有效抑制类固醇合成，降低皮质醇分泌率。 如米托坦（氯苯二氯乙烷）选择性作用于肾上腺束状带和网状带，使皮质醇从代谢为四氢衍生物直接生成 6β 羟衍生物，抑制皮质醇生成。

· 结核药利福平：利福平通过诱导 6β 羟化酶，增加类固醇激素的代谢。

· 诱导细胞色素 P450 酶合成的药物（镇静剂、抗癫痫药）：其可加速皮质醇代谢，血浆水平低于正常值。

· 类固醇制剂：如氢化可的松、可的松、地塞米松等，可抑制皮质醇分泌。

· 长抑素类似物受体配基（SRL）药物奥曲肽：奥曲肽与受体结合抑制 ACTH 的释放减少皮质醇的释放。

（3）促肾上腺皮质激素（ACTH）

· 胰岛素（INS）：胰岛素诱发低血糖的应激状态可以刺激 ACTH 及皮质醇的分泌。

· 左旋多巴：左旋多巴是多巴胺的前体物质，在体内转化为多巴胺或肾上腺素，兴奋下丘脑—垂体，刺激腺垂体合成 ACTH。

· 安非他明：安非他明是 5‑羟色胺的受体激动剂，能刺激下丘脑释放促肾上腺皮质素释放素（CRH），增高血浆 ACTH 和皮质醇的水平。

· 甲氧氯普胺[胃复安(灭吐灵)]：本品为多巴胺 2（D_2）受体拮抗剂，同时还具有 5‑羟色胺 4（5-HT4）受体激动效应，对 5-HT3 受体有轻度抑制作用。 本品亦能阻断下丘脑多巴胺受体，能刺激下丘脑释放 CRH，增高血浆 ACTH 水平。

· 甲吡酮（甲基双吡啶丙酮）：甲吡酮可抑制 11b‑羟化酶，阻断 11‑脱氧皮质醇转化为皮质醇，使血浆皮质醇下降，血浆 ACTH 的水平升高。

· 米非司酮（RU486）：仅在人类呈现抗孕激素和抗糖皮质激素受体作用，是 19 去甲睾酮衍生物。 与糖皮质激素受体（GR）有较高亲和力，增强糖皮质激素受体（GR）－热休克蛋白 90 复合体稳定性，阻止糖皮质激素与 GR 结合。 以剂量依赖的方式调节血浆皮质醇，减低皮质醇的血浆浓度，从而使 ACTH 反馈性增高。

·血管活性肠肽（VIP）：VIP 又名舒血管肠肽，是由含 170 个氨基酸的前血管活性肠肽原经酶解而成的二十八肽的一种神经递质，是肠神经系统（ENS）中的一种主要的抑制性神经递质。 VIP 释放与特异受体结合发挥生理功能，可增加 ACTH 分泌；调节脑及胃肠血管压力的应激性反应；提高神经细胞对应激反应的耐受性，同时还有清除氧自由基和抗细胞凋亡等生物学作用。

·精氨酸血管加压素（AVP）：AVP 作为一种有 9 种氨基酸组成的环状活性分子，其发挥生物学的相关作用主要是通过与相关的蛋白藕联受体超家族相结合而实现，主要调控促肾上腺皮质激素 ACTH 的释放[6]。

·类固醇制剂：类固醇制剂如皮质醇及与皮质醇作用相似的其他药物（泼尼松、氢化可的松、甲泼尼松、地塞米松）过下丘脑—垂体—肾上腺轴反馈调节 ACTH，使其分泌减少。 当体外注射过量时，不仅 ACTH 的分泌会受到抑制，肾上腺皮质发生萎缩。

·中枢性作用药物：中枢性作用药物如多巴胺受体激动剂溴隐亭、赛庚啶、丙戊酸等，溴隐亭能通过减少腺垂体合成 ACTH 进而降低血浆皮质醇水平。 赛庚啶是 5－羟色胺拮抗剂，能抑制下丘脑释放 CRH，降低血浆 ACTH 和皮质醇的水平。

·生长抑素类似物：生长抑素类似物如受体配基（SRL）药物奥曲肽，为选择性的血清可溶性 ST2 蛋白（sST2）配体，与受体结合抑制 ACTH 的释放减少皮质醇的释放。

表8.4 药物对性激素、其他激素检测的影响

项目	增高结果的药物	降低结果的药物
T	睾酮制剂包括 17α－甲睾酮和氟羟甲基睾酮、十一酸睾酮、丙酸睾酮、庚酸睾酮	螺内酯、酮康唑、复方口服避孕药、糖皮质激素
E_2	雌激素（安今益、结合型雌激素－倍美力、苯甲酸雌二醇、戊酸雌二醇）、氟维司群、抗精神病药物利培酮、GnRH 激动剂（GnRHa）	孕激素（炔诺酮、左炔诺孕酮、甲羟孕酮、黄体酮）、雌激素受体拮抗剂如氯米芬、他莫昔芬、雷洛昔芬，芳香酶抑制剂如来曲唑、达那唑

续表8.4

项目	增高结果的药物	降低结果的药物
P	皮质醇（地塞米松，泼尼松龙）、羟孕酮、17-羟孕酮、抗精神病药物利培酮、羟孕酮、17-羟孕酮	保泰松、雌三醇、前列腺素F2a（PGF2a）、阿立哌唑、糖皮质激素
LH	溴隐亭、GnRH激动剂（GnRHa）、FSH、雌激素受体调节剂氯米芬	类固醇激素类避孕药、HCG、β-HCG
FSH	GnRH激动剂（GnRHa）、雌激素受体调节剂氯米芬	类固醇激素类避孕药、合成雌激素、HCG、β-HCG
GH	重组人生长激素（rhGH）、生长激素释放激素（GNRH1-44）	GH受体拮抗剂（培维索孟）、溴隐亭、奥曲肽
F	口服避孕药、胰岛素（INS）、5-羟色胺的受体激动剂（安非他明）、	苯妥英钠、水杨酸钠、多巴胺受体激动剂（溴隐亭、赛庚啶、丙戊酸），类固醇合成抑制剂（酮康唑、美替拉酮、米非司酮、甲吡酮、氨鲁米特、曲洛司坦、依托咪酯等），结核药利福平、诱导细胞色素P450酶合成的药物（镇静剂、抗癫痫药），类固醇制剂（氢化可的松、可的松、地塞米松），甲吡酮（甲基双吡啶丙酮），米非司酮（RU486），多巴胺受体激动剂（溴隐亭、赛庚啶、丙戊酸），生长抑素类似物奥曲肽
ACTH	胰岛素（INS）、左旋多巴、5-羟色胺受体激动剂（安非他明）、多巴胺2（D₂）受体拮抗剂[甲氧氯普胺（胃复安）]、甲吡酮（甲基双吡啶丙酮）、米非司酮（RU486）、VIP、AVP	类固醇制剂（泼尼松、氢化可的松、甲泼尼松、地塞米松），多胺受体激动剂（溴隐亭、赛庚啶、丙戊酸），生长抑素类似物奥曲肽

参考文献

[1] 唐翠连,李小民.肝功能检测分析前的质量保证.检验医学与临床,2011,8(7):893-894.

[2] 代苏忠.临床用药对生化检验结果的干扰.实用医技杂志,2011,12(2):392-393.

[3] 郑红霞.药物对常用临床生化检验指标结果的影响.当代医学,2014,20(6):136-137.

[4] 欧阳平.药物对常用临床生化检验指标结果的影响及对策.数理医药学杂志,2015,28(6):907-908.

[5] 胡礼仪,徐庆雷.分析前各因素对临床生化检验结果的影响.检验医学与临床,2010,7(1):80-82.

[6] 贺勇,涂植光,仇义华,等.肾上腺素对临床生化检验结果的干扰.江西医学检验,2004,22(2):118-120.

[7] 郭亚.药物对常用临床生化检验指标结果的影响及对策分析.中国处方药,2014,13(2):106-107.

[8] 陈广.临床生化检验中不同手性药物的干扰研究.北方药学,2015,12(12):116.

[9] 靳玲玲,黄小琴.临床常用药物对实验室检验结果的干扰.医药导报,2007,26(4):437-438.

[10] Isojarvi JI,Turkka J,Pakarinen AJ,et al. Thyroid function in men taking carbamazepine,oxcarbazepine,or valproate for epilepsy. Epilepsia,2001,42(7):930.

[11] 李中东.药物对甲状腺功能及检测的影响.药物不良反应杂志,2004,2(4):92.

[12] 陈家伦.临床内分泌学.上海:上海科学技术出版社,2011.

[13] 陆再英,钟南山.内科学.7版.北京:人民卫生出版社,2008.

[14] Donald S. Young,MD,PhD. Effects of Preanalytical Variables on Clinical Laboratory Tests. People's Military Medical Press.

[15] 李继俊.妇产科内分泌治疗学(第三版).北京:人民军医出版社,2014.

[16] 陈家伦.临床内分泌学.上海:上海科学技术出版社,2011.

[17] 邱松伟.抗精神病药物对性激素的影响.世界最新医学信息文摘,2013,13(20):44-45.

[18] 刘君,姜淮芜.芳香化酶抑制剂治疗乳腺癌的临床研究进展.中国现代普通外科进展,2007,10(6):510-512.

[19] 张迎春,石玉华.常用促排卵药物及作用机制.山东医药,2009,49(15):110.

[20] Donald S,Young,MD,PhD 著,李艳等译.分析前因素对临床检验结果影响.第3版.北京:人民军医出版社,2009.

[21] 黎宇, 兰周燕, 玉韦勇综述. 皮质醇测定分析前的影响因素. 国际检验医学杂志, 2015,36(7):976-978.

[22] 姜雪梅. 细胞因子创伤疼痛和麻醉. 临床麻醉学杂志, 1999,15(5):272.

[23] Lemmens - Gruber R, Kamyar M. Vasopressin antagonists. Cell Mol Life Sci, 2006, 63 (15):1766-1779.

[24] 于传鑫, 李儒芝. 妇科内分泌疾病治疗学. 上海:复旦大学出版社,2009.

[25] 付志达 综述. 血管加压素研究进展. 中国胸心血管外科临床杂志, 2013, 20 (1):87-90.